天津市科普重点项目

医患交流·癌症防治与康复系列丛书

大肠癌
百问百答

名誉主编　李　强

主　　编　庄　严　赵　鹏

编　　委　戴　东　黄鼎智　刘东颖　李慧楷
　　　　　刘　鹏　马雪玲　徐　勇　尤金强
　　　　　臧凤琳　张真发

主　　审　孔大陆　柳建中

U0339640

天津出版传媒集团

天津科技翻译出版有限公司

图书在版编目(CIP)数据

  大肠癌百问百答 / 庄严, 赵鹏主编. —天津: 天津科技翻译出版有限公司,
2017.6
  (医患交流·癌症防治与康复系列丛书)
  ISBN 978-7-5433-3703-9

  Ⅰ.①大… Ⅱ.①庄… ②赵… Ⅲ.①大肠癌–诊疗–问题解答 Ⅳ.①R735.3–44

  中国版本图书馆 CIP 数据核字(2017)第 112878 号

出　　　版:天津科技翻译出版有限公司
出 版 人:刘 庆
地　　　址:天津市南开区白堤路 244 号
邮政编码:300192
电　　　话:(022)87894896
传　　　真:(022)87895650
网　　　址:www.tsttpc.com
印　　　刷:天津市银博印刷集团有限公司
发　　　行:全国新华书店
版本记录:700×960　16 开本　6 印张　60 千字
　　　　　2017 年 6 月第 1 版　2017 年 6 月第 1 次印刷
　　　　　定价:15.00 元

(如发现印装问题,可与出版社调换)

丛书编委会名单

丛 书 序

　　随着我国社会经济的发展以及老龄化的加速,恶性肿瘤的发病率呈逐年上升的趋势, 已成为严重威胁人民生命与健康的首要疾病。我国肿瘤防控目标是降低发病率,减少死亡率。许多研究表明,肿瘤是可以预防或改善预后的,1/3 的恶性肿瘤可以预防,1/3 通过早期发现、诊断后可以治愈,另外 1/3 通过合理有效的治疗不仅可以改善肿瘤患者的生活质量,也可以使患者的生存期得到延长。但普通公众,一方面对于肿瘤的发生、发展等一般知识缺乏了解,很多人都谈癌色变;另一方面,对肿瘤诊断、治疗水平的提高认识不足,认为肿瘤就是绝症,因而影响了预防及治疗。因此,提高健康意识、普及肿瘤防治相关科学知识是目前医务工作者和普通公众共同面临的一项艰巨任务。

　　天津医科大学肿瘤医院作为我国规模最大的肿瘤防治研究基地之一,以严谨求实的治学作风培养了一大批医学才俊。这套《医患交流·癌症防治与康复》系列丛书就是由该医院的优秀青年专家以科学研究与临床实践为依据,从普通公众关心的问题出发编写而成。对肺癌、胃癌、结直肠癌、食管癌、乳腺癌、恶性淋巴瘤,以及肝胆胰、妇科、甲状腺等常见肿瘤,从读者的角度、以问答的形式概述了各肿瘤病种的致病因素、临床表现,以及诊断、治疗、康复知识。其目的在于答疑解惑,交流经验,给予指导和建议,提高患者及公众对肿瘤防治的认识,克服恐惧,进而开展有利的预防措施,正确对待肿瘤的治疗方法,接受合理的康复措施。

本套丛书内容客观、全面,语言通俗、生动,科学性、实用性强,不失为医学科普书籍的最大创新亮点与鲜明特色。

中 国 工 程 院 院 士
中国抗癌协会理事长

前　言

　　随着我国人民生活水平的提高,饮食结构的改变,大肠癌的发病率及病死率正逐年上升, 已经成为危害我国人民身体健康的最常见恶性肿瘤之一。以上海为例,大肠癌的发病率在迅速上升。近30年来, 结肠癌以每年4.5%的速度增长, 而直肠癌从1.2%已上升到1.5%。自2003年起,大肠癌是上海位居第二位的恶性肿瘤。现在在我国其他大城市,肠癌也都位居前位。我们知道,高龄人群是肠癌的高发区,随着我国人均期望寿命的提高及饮食习惯的改变,大肠癌的发病率还会进一步升高。因此,大肠癌的预防与治疗必须引起我们高度重视。

　　本书编者分别来自结直肠肿瘤外科、消化肿瘤内科、放疗科、中西医结合科、病理科、内镜科、影像科、超声诊疗科、肺科及肝胆科的临床一线医生和护士,他们有着丰富的临床实践经验,接触过大量的患者和家属,了解患者在诊疗中的困惑和诉求。这样就更有针对性地对大肠癌,包括手术、放疗、化疗、生物治疗、靶向治疗、中医药等综合治疗及检查、诊断和护理等方面做出较为详细的讲解,使患者和家属对治疗不茫然、不恐惧、不慌张。

　　本着更好地服务患者、普及大肠癌防治知识的原则,作者在编写过程中尽量去除了晦涩的专业术语,采用随问随答的方式,循序渐进地将大肠癌的基础、诊断、治疗、康复和护理等知识介绍给读者。希望患者和家属能从中了解疾病、正视疾病，与医护人员一起携手，共同战胜病魔，早日康复。

　　书中不仅解答了很多大众困惑的问题，还介绍了大肠癌治疗指南，以及 2016 版及 2017 版 NCCN 结直肠癌指南的更新内容，希望大肠癌患者能够接受更为标准化、规范化和更为有效的治疗方案。

　　我相信该书一定能够为广大结直肠癌的患者和家属，甚至一些非专科医生提供一定的帮助和重要的参考，从而使更多患者受益。由于编写时间仓促，书中难免有疏漏和不足之处，希望读者能不吝指正，将该书更好地充实和完善，以令更多读者和公众受益。

庄严　赵鹏

2017 年 3 月

目　录

诊断疑问

治疗疑问

康复和护理疑问

基础疑问

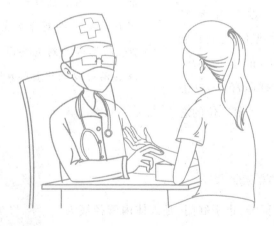

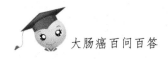

1 什么是大肠癌？

大肠癌是指大肠黏膜上皮在环境或遗传等多种致癌因素作用下发生的恶性病变。

2 大肠癌的发病与治疗现状是怎样的？

大肠癌是世界上第三大高发癌症，每年新增病例超过 136 万，5 年生存率从 28% ~ 65%不等。我国大肠癌的发病率在不断上升，全国范围内，其发病率位次从过去的第 6、7 位上升到现在的第 3、4 位。以上海为例，大肠癌的发病率在迅速上升。近 30 年来，结肠癌以 4.5%的速度上升，而直肠癌则以 1.2%~1.5%的速度上升。所以就上海的数据而言，从 2003 年起，大肠癌是位居第二位的恶性肿瘤。

温馨提示

约 20%的大肠癌患者在诊断初即存在转移，50%~60%的患者随疾病发展将发生转移。借助化疗辅以生物药物和手术，30%~40%存在局限性转移病灶的患者可被治愈，而对于剩余的 60%~70%的患者，则需要通过进一步改善治疗以强化其临床预后。

3 为什么叫"大肠"？

大肠起自回盲瓣，止于肛门，是人体内管径最大的肠腔，因此得其名。

4 大肠是怎样构成的？

大肠可简单分为盲肠、结肠和直肠三段。其中，盲肠是大肠的开始部，位于右髂窝内，左接回肠，上通升结肠。在盲肠的后内壁伸出一条细长的阑尾，其末端

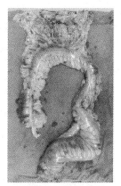

次全大肠切除标本（包括部分直肠，不包括肛管）

游离，一般长 6~8cm，内腔与盲肠相通，它是盲肠末端在进化过程中退化形成的。结肠围绕在空回肠的周围，可分为升结肠、横结肠、降结肠和乙状结肠四部分。升结肠是盲肠向上延续的部分，至肝右叶下方弯向左形成横结肠。横结肠左端到脾的下部，横结肠下方折向下至左髂嵴的一段叫降结肠。左髂嵴平面以下的一段结肠位于下腹部和小骨盆腔内，肠管弯曲似"乙"字，故叫乙状结肠，在第3骶椎平面续于直肠。

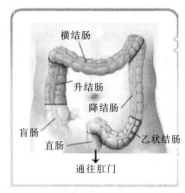

⬦5 大肠有多长？

大肠从回肠末端延伸至肛管的齿状线，长度因人而异。有报道，其在 1.3~1.8m 之间。如结肠全长约 130cm，则其中升结肠 15cm，横结肠 50cm，降结肠 20cm，乙状结肠 45cm。直肠是乙状结肠到肛管之间的距离，一般长 12~15cm。肛管指齿状线至肛缘之间的距离，长 2~3cm，成年人平均为2.5cm。

温馨提示

直肠位于盆腔内，全长为 12~15cm，从第3骶椎平面贴骶尾骨前面下行，穿盆膈终于肛门，盆膈以下的一段又叫肛管，长为 2~3cm。

6 大肠的功能有哪些？

大肠的主要功能是进一步吸收粪便中的水分、电解质和其他物质(如氨、胆汁酸等)，形成、贮存和排泄粪便。大肠还能合成维生素，分泌大肠液，能保护肠黏膜和润滑粪便，使粪便易于下行，保护肠壁防止机械损伤。

7 大肠癌的病因是什么？

大肠癌的病因尚未完全清楚，目前认为主要是环境因素与遗传因素综合作用的结果。

(1)环境因素。大肠癌的发病和环境、生活习惯，尤其是饮食方式有关。一

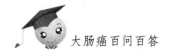

般认为,高脂肪食谱与食物纤维不足是主要发病原因,这已为流行病学和动物实验所证明。此外实验还证明,饮食中维生素 A、维生素 C、维生素 E、硒、钙均有防癌作用,其中膳食中钙的防癌作用,近年受到特别重视。

(2)大肠癌的遗传因素。从遗传学观点可将大肠癌分为遗传性(家族性)和非遗传性(散发性)。前者的典型例子如家族性结肠息肉综合征和家族遗传性非息肉病大肠癌。后者主要是由环境因素引起基因突变。

(3)大肠癌的其他高危因素。

大肠癌的其他高危因素

- 大肠息肉(腺瘤性息肉):一般认为,绝大部分大肠癌均起源于腺瘤,故将腺瘤样息肉看作是癌前病变。一般腺瘤越大、形态越不规则、绒毛含量越高、上皮异型增生越重,癌变机会越大。
- 炎症性肠病:据国外报道,溃疡性结肠炎患者的大肠癌发生率为普通人群的 5~10 倍,多见于幼年起病、病变范围广而病程长者。其癌变特点是发生在扁平黏膜,恶性程度高。Crohn 病有结肠、直肠受累者也可发生癌变。
- 血吸虫病:我国南方血吸虫病流行区 12 个省市流行病学调查表明,血吸虫病发病率与大肠癌标化死亡率之间有显著正相关。推测血吸虫卵沉积在结肠黏膜下引起慢性炎症和息肉样增生,诱发癌变。
- 有报道称,胆囊切除术后大肠癌发病率增高,认为与次级胆酸进入大肠增加有关。

8 大肠癌的发生部位有哪些?

中国人大肠癌发生部位约半数以上位于直肠(比欧美为高),1/5 位于乙状结肠,其余依次为盲肠、升结肠、降结肠、横结肠。但近年国内外资料均提示,右半结肠癌发病率增高,而直肠癌发病率下降,这一倾向可能与饮食及生活习惯改变有关。有人认为,二者在发生机制和生物学特征上有所不同。

9 大肠癌的病理形态是怎样的?

(1)早期大肠癌。是指肿瘤局限于大肠黏膜及黏膜下层,无淋巴结转移。分为下述 3 型:①息肉隆起型(Ⅰ型),肿瘤向肠黏膜表面突出形成有蒂、短蒂或广基型之隆起,故可分为有蒂型(Ⅰp)、亚蒂型(Ⅰs)及广基型。②扁平隆起型

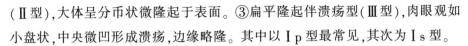

(Ⅱ型),大体呈分币状微隆起于表面。③扁平隆起伴溃疡型(Ⅲ型),肉眼观如小盘状,中央微凹形成溃疡,边缘略隆。其中以Ⅰp型最常见,其次为Ⅰs型。

(2)进展期大肠癌。肿瘤已侵入固有肌层者,可分四大类型。

进展期大肠癌分型

- **隆起型**:肿瘤主体向肠腔突入,呈结节状、息肉状或菜花状隆起,表面糜烂或小溃疡,境界清楚,有蒂或广基。
- **溃疡型**:肿瘤表面形成较深的溃疡,底部深达肌层或浆膜层,边缘呈堤围状隆起,与周围肠黏膜境界较清者称为单纯溃疡型,而边缘呈浸润生长者称为浸润溃疡型。
- **浸润型**:肿瘤向肠壁内弥散浸润,常累及肠壁大部或全周,肠壁局部增厚但表面无明显溃疡或隆起,因纤维组织增生收缩,肠管形成环形狭窄。
- **胶样型**:肿瘤外观呈半透明胶冻状,质软,肿瘤界限不清,镜下多为黏液腺癌或印戒细胞癌。

10 大肠癌的组织学如何分类?

(1)腺癌。组织学上显示有腺管形成者统称为腺癌,也称管状腺癌,占67.22%。其中又分:①高分化腺癌,癌细胞分化较好,恶性程度偏低,完整切除后不易引起局部复发。但肝脏转移并非少见,因成团的细胞脱落后,容易栓塞肝脏的毛细血管形成病灶。②中分化腺癌,占腺癌的60%~70%。③低分化腺癌,占15%~20%。癌细胞分化程度差,多形性,大小不一,核大,胞浆少,容易找到核分裂,可形成不规则的细胞条索和癌巢。手术后易局部复发。

(2)乳头状腺癌。占7.86%,较少见。癌组织主要呈乳头状生长,乳头细长,乳头中心间质少。管腔内有乳头状突出,以此可与腺癌区别。

(3)黏液腺癌。占18.3%。此型癌组织中出现大量黏液为特征。黏液成分至少占癌肿的60%。恶性程度高,易于局部复发和转移。

(4)印戒细胞癌。占3.4%。它是一种含有大量黏液的癌细胞。由于细胞中充满了黏液,把细胞核挤向了细胞的一侧,使其外形酷似一枚戒指,故其得名。

(5)未分化癌。占0~2%。没有腺管形成,也无黏液。

(6)鳞状细胞癌。很少发生于大肠黏膜。

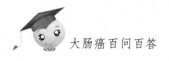

(7)腺鳞癌。占 0.6%。同一癌灶内具有腺癌及鳞状细胞癌。

(8)类癌。占 0~2%。癌细胞的大小、形状、染色较均匀一致,常呈条状或巢状浸润,间质可有玻璃样变,少数病例还混有产生黏液的细胞。

(9)除上述类型外,还有少见的位于肛管、形态多变的一穴肛癌,以及恶性黑色素瘤、平滑肌肉瘤、恶性淋巴瘤等。

11 什么是大肠癌的 Dukes 临床病理分期?

分为 A 期(癌局限于肠壁)、B 期(癌穿透浆膜)、C 期（有局部淋巴结转移）、D 期(有远处转移)。

> **温馨提示**
> 我国又将 A 期分为 A1 期（癌限于黏膜及黏膜下层）、A2 期（侵入浅肌层）、A3 期(侵入深肌层)。

12 什么是大肠癌的 TNM 分期?

1986 年,美国癌症联合会（AJCC）首次提出结直肠癌 TNM 分期系统:T 代表原发肿瘤分期,N 代表淋巴结转移分期,M 代表远处转移。

结肠分四层结构,从里到外分别是黏膜、黏膜下层、肌层、浆膜。如果肿瘤长在肠管里,侵犯了黏膜、黏膜下层或者肌层,但没有穿透整个肠壁,就叫 Ⅰ 期结肠癌。如果肿瘤侵犯了肠壁的全层或者突破了浆膜,但是没有发生淋巴结转移这就是 Ⅱ 期。Ⅲ 期指的是无论肿瘤侵犯到哪个深度,只要发生了淋巴结转移这就是肿瘤的 Ⅲ 期。Ⅳ 期就是老百姓了解的晚期,即肿瘤发

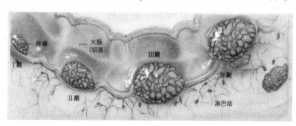

生了肝转移、肺转移或骨转移等,也就是说,肿瘤已经扩散了,发生了远处转移,这就叫Ⅳ期。

13 常见的大肠恶性肿瘤包括什么?

常见的大肠恶性肿瘤主要包括结肠癌、直肠癌和肛门癌。其中结肠癌包括

盲肠癌、升结肠癌、横结肠癌、降结肠癌、乙状结肠癌；肛门癌又包括肛管癌和肛门周围癌。

温馨提示

另外，还有大肠类癌、恶性黑色素瘤、基底细胞癌、湿疹样癌、汗腺癌、纤维肉瘤、淋巴肉瘤、横纹肌肉瘤等。

14 什么是直肠癌？

直肠癌是直肠乙状结肠交界处至齿状线之间的癌，是消化道常见的恶性肿瘤。

15 什么是结肠癌？

结肠癌是发生于结肠部位的常见的消化道恶性肿瘤，列为胃肠道肿瘤的第3位。好发部位为直肠与乙状结肠交界处。以40~50岁年龄组发病率最高，男女之比为(2~3):1。随着人们生活水平的提高，饮食结构的改变，发病率呈逐年上升趋势。

16 什么是大肠类癌？

大肠类癌又称嗜银细胞瘤，发生于肠黏膜腺体的嗜银细胞，是一种少见的低度恶性肿瘤，多位于黏膜深部及黏膜下层，多呈局部性浸润性生长而少有转移。大肠类癌生长缓慢，好发于直肠，其次为盲肠和升结肠，临床上多无症状。较大时，表面可溃烂，临床上可出现黏液血便和腹部包块，部分因可产生多种炎症介质而引起皮肤潮红、腹痛、腹泻和哮喘等，称之为类癌综合征的症状。

17 什么是直肠类癌？

直肠类癌发生于直肠，组织结构似癌，但与癌不同，其发展缓慢，又极少转移，故称类癌。直肠类癌早期可无症状，临床表现一般与肿瘤大小有关，小的直肠类癌多无症状，当瘤体增大后可出现便频、便血、排便习惯改变、肛门疼痛、便秘、腹泻等症状。直肠类癌可在行直肠指检时摸到，这时需要做内镜检查取病理证实即可确诊。

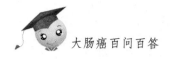
18 **什么是大肠癌前病变?**

在组织学上，大肠癌前病变是指结肠及直肠黏膜的异型增生。异型增生又称不典型增生，它既可发生在腺瘤的基础上，也可以发生在炎症性肠病及结肠血吸虫病的平坦黏膜、溃疡边缘、炎性息肉上。根据细胞形态、组织结构偏离正常的程度，可将异型增生分为轻、中、重 3 级。

> **温馨提示**
>
> 常见的大肠癌前病变包括溃疡性结肠炎、Crohn 病、大肠腺瘤、慢性结肠血吸虫病及家族遗传综合征。

19 **什么是肠息肉?**

肠息肉实际上就是肠黏膜表面上的一种隆起性病变，即长在肠管内的一个肉疙瘩。

20 **息肉和息肉病一样吗?**

息肉大多数是指单发或多发的腺瘤性息肉，即使多发，数量也不超过 3 个，恶变的概率较小。而息肉病则完全不一样，其息肉多至无法计数，至少超过 100 个以上，基本上都要恶变，且息肉病还表现为综合征的特征。

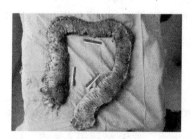

息肉病患者行次全结肠切除术后标本(尚未发生癌变)

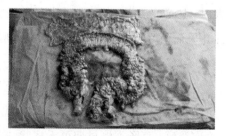

息肉病患者行次全结肠切除术后标本(升结肠及直肠 2 处发生癌变)

21 **大肠息肉不治疗会发生癌变吗?**

在大肠息肉中，有两种息肉应特别重视。一种是腺瘤性息肉，包括管状、绒毛状及管状绒毛状腺瘤。此种息肉发生癌变的概率很大,特别是绒毛状腺瘤,如果不治疗,10%~60%会癌变。第二种是家族性息肉病,它是一种常染色体显性遗传疾病,属癌前病变,恶变率为100%。

22 中国人大肠癌的特点是什么?

大肠癌在不同的国家有不同的特点。我国大肠癌的发病情况与其他国家相比,差异如下。

(1)发病年龄提前。国外大肠癌平均发病年龄为55~60岁。而我国平均发病年龄为45岁左右,比国外提早10~15年。因此,年轻人也需提高警惕。

(2)低位大肠癌多见。欧美国家大多数为结肠癌,直肠癌中也多见高位直肠癌。而我国直肠癌发病率占大肠癌的60%~70%,且以低位直肠癌常见,结肠癌仅占30%~40%,因此直肠指诊易于发现。

(3)低分化、恶性程度高的类型多见。我国30岁以下的患者中,黏液腺癌和低分化腺癌占30%~50%,比国外比例大。

(4)晚期患者多见。在我国,3期患者约占60%,在青年人大肠癌患者中,3期和4期患者高达80%左右。

23 为什么中国人的大肠癌发病率逐渐上升?

大肠癌在欧美等发达国家较为常见,随着我国生活水平的提高,大肠癌的发病率也呈上升趋势。

首先,这与我们生活方式的改变和膳食结构不合理密切相关。尤其是高脂肪、高蛋白食物的摄入量增加,以及食物中的粗纤维越来越少,导致粪便在肠道停留的时间长,且代谢产物也含有较多致癌物质,对肠黏膜的刺激大且持久,这是结肠癌发病的一个重要因素。

其次,食用烟熏、腌制、油炸食品过多也容易导致结直肠癌的发生;食物中的农药污染、不合理的食品添加剂等,也可引起结直肠癌的发生。

此外,运动减少、工作生活压力增大、生活不规律,容易造成人体免疫力下降,这都会导致大肠癌的发病率增加。还有,长期不按时进餐、熬夜、吸烟、过度

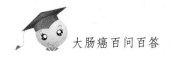

饮酒以及肥胖都被认为与大肠癌的发生有关。

24 大肠癌的高危人群有哪些？

大肠癌的高危人群是指容易患大肠癌的人群。

大肠癌的高危人群

- 30~40 岁，有下消化道出血症状者（尤其是便血、大便次数增多、黏液便及腹痛者）。
- 曾经罹患肠癌者。患有结肠癌的患者，即便残存的结肠是正常的，再次患结直肠癌的概率会比正常人高 3 倍；如果残存的结肠曾有过腺瘤或现有腺瘤存在，危险性增加 6 倍。第二次大肠癌一般在治疗后 2~30 年内出现，大部分出现在治疗后 3~4 年内。
- 血吸虫病患者。
- 有大肠癌家族史的患者，死于大肠癌的概率会增加 4 倍。
- 有胆囊或阑尾切除史者。
- 有盆腔放疗史者。
- 慢性溃疡性结肠炎患者。慢性溃疡性结肠炎患者发生大肠癌概率比正常人高 6.9 倍，一般在发生慢性溃疡性结肠炎 10 年以后，每 10 年会有 10%~20% 的患者发生癌变。出血性溃疡性直肠、结肠炎危险性更大，患病超过 10 年者，约有 50% 发展为大肠癌。
- 有家族性腺瘤性息肉病和遗传性非息肉病性结直肠家族史的成员，该类人群发生大肠癌的概率较高，发病年龄较早。

25 大肠癌会遗传吗？

绝大多数大肠癌呈散发性，但是，还有 10%~15% 的大肠癌有遗传背景，其中家族性腺瘤性息肉病（FAP）占 1%~2%，遗传性非息肉病性大肠癌（HNPCC）占 2%~7%，其他还有黑斑息肉病（PJS）和少年息肉病等。亲属中有大肠癌患者的人，患此病的危险性比普通人大 3~4 倍。如果家族中有 2 名或 2 名以上的近亲（父母或兄弟姐妹）患大肠癌，则为大肠癌的高危人群。

26 大肠癌会传染吗？

研究表明，大肠癌没有传染性，家属不必担心被传染。

27 大肠癌能治好吗？

在全身各部位肿瘤尤其是消化道肿瘤中，大肠癌是治疗效果最好的肿瘤之一。通过规范化的多学科综合治疗，可以进一步提高疗效，可以使相当一部分大肠癌患者完全治愈。因此，大肠癌患者一定要树立信心，到相应的专科接受规范化的治疗。

28 大肠癌患者需要改道或做"人工肛门"吗？

肿瘤距肛缘 5~7cm 以内的低位直肠癌患者可能行造口手术，也就是所谓的人工肛门，俗称"改道"。

温馨提示

一般术后 3 个月逐渐开始排成形便，术后 6~12 个月或 12 个月以后可形成定期排便。也可以参加跳舞、游泳等活动。因此，人工肛门并不可怕。

29 "人工肛门"可怕吗？

许多术前患者提到"人工肛门"顾虑很大，心理的负担很重，加之术后开始阶段多为稀便，由于处理不当会带来一些尴尬和麻烦，因此，从心理上很难接受。

30 何谓"保肛"？

所谓保肛是指在手术过程中不切除肛门括约肌和肛门，保留肛门括约肌的功能。一般肿瘤距肛缘 5~7cm 的直肠癌有保留肛门可能。

31 大肠癌可以通过网上诊治吗？

网络咨询比较方便、快捷，但由于疾病诊治的复杂性和疾病的个体化，任何关于疾病的建议都不能替代专业医生的面对面的诊治。

诊断疑问

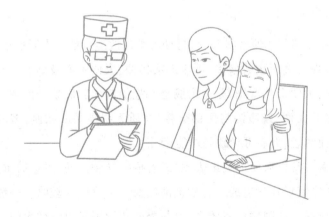

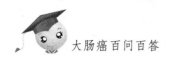

32 **大肠癌的前期预警症状有哪些?**

(1)大便带血。直肠癌常常以便血为首发症状,故原来有痔疮的患者常常出现漏诊或误诊而导致病情进展。

(2)大便习惯改变。直肠癌一般表现为大便次数增多、排便不畅、大便不尽、里急后重感;当肿瘤引起肠腔狭窄时,可以出现大便变细、变形、变窄或大便表面出现凹槽等改变。而当大肠肿瘤体积较大且糜烂、溃疡时,才会出现大便习惯改变,如便秘或腹泻或便秘与腹泻交替出现。

(3)腹胀痛不适。

(4)贫血或消瘦。

(5)发现腹部包块。

33 **大肠癌的症状有哪些?**

(1)排便习惯与粪便性状改变。排便习惯的改变可能是大肠癌最早的症状,多数患者表现为大便次数增多,不成形或稀便,大便带血及黏液。有时表现为顽固性便秘,大便形状变细,是由大肠远端癌引起的肠腔狭窄所致。也可表现为腹泻与糊状大便,或腹泻与便秘交替,粪质无明显黏液脓血,多因癌位于结肠近端,表面糜烂、炎症可导致肠功能紊乱。

(2)便血。常以血便为突出表现,或有痢疾样脓血便、里急后重,系因结肠远端或直肠癌糜烂坏死造成。肿瘤破溃出血,可鲜红或较暗,一般出血量不多,间歇性出现。如肿瘤位置较高,血与粪便相混则呈果酱样大便。有时为黏液血便。

(3)腹痛。常有糜烂、坏死与继发感染,使相应的肠段蠕动增加、肠曲痉挛,多引起不同性质与程度的腹痛。一般见于右侧大肠癌,表现为右腹钝痛,或同时涉及右上腹、中上腹。因病变可使胃、结肠反射加强,则出现餐后腹痛。左侧大肠癌常并发肠梗阻,有腹绞痛,伴有腹胀、肠鸣音亢进及肠形。晚期患者因有腹膜后转移,可浸润腰骶神经丛,常有腰骶部持续性疼痛。

(4)腹部肿块。多见于右腹,是右侧结肠癌的表现之一,肿瘤体积较大,可以有肠壁外局部转移。肿块位置取决于癌的部位。盲肠、升结肠、结肠肝曲癌的肿块分别位于右下、右中、右上腹，横结肠癌的肿块可在脐周或中上腹触及。肿块质坚，大小不等，表面呈结节感，一般可以推动，但至后期则固定。并发感染者可有压痛。

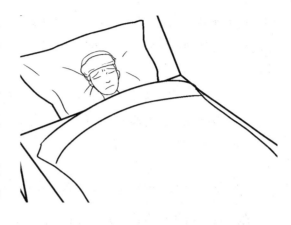

(5)肠梗阻。肠梗阻一般是肿瘤高危的表现。左侧结肠梗阻多见。溃疡型或增生型结肠癌向肠壁四周蔓延浸润致肠腔狭窄引起的梗阻，常为慢性不完全性机械性肠梗阻，先出现腹胀、腹部不适，然后出现阵发性腹痛、肠鸣音亢进、便秘或粪便变细(铅笔状、羊粪状)以至排气、排便停止。

(6)肛门疼痛及肛门失禁。直肠下段癌如浸润肛管可引起局部疼痛，如累及肛管括约肌则可引起肛门失禁，脓血便经常流出，污染内裤；癌肿感染或转移，可引起腹股沟淋巴结增大。

(7)全身情况。可出现进行性贫血，系癌糜烂而有少量慢性出血所致。癌坏死或有继发感染，可出现低热。以上表现多见于右侧大肠癌。如临床上以贫血与低热为主要表现，而腹泻轻、腹痛不明显，易被误诊为全身性疾病。晚期患者有进行性消瘦、恶病质、黄疸和腹水等。

34 大肠癌的全身症状有哪些？

(1)癌性发热。体温多在 37.5℃~38℃ 之间，发热持续时间较长。发热时轻时重，持续时间可达数周以上。

(2)消瘦。研究表明，肿瘤从宿主自身的脂肪、蛋白质攫取营养构建自身结构，使机体失去了大量营养物质，同时通过多种途径造成浪费型新陈代谢方式，进而引起食欲缺乏，最终患者进入极度痛苦、全身衰竭的状态。

(3)贫血。绝大部分晚期大肠癌患者都并发贫血。除了大肠癌本身引起的

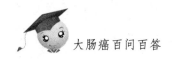
消化道失血外,肿瘤快速生长和消化系统紊乱引起的造血原料摄取不足,癌细胞转移至骨髓而影响正常造血机制,放疗、化疗引起的骨髓抑制均可以引起贫血的发生。

(4)疼痛。右侧大肠癌引起的右腹钝痛。左半结肠因肠腔狭窄易发生肠梗阻,可出现腹绞痛,伴有腹胀、肠鸣音亢进。当出现腹膜后转移并浸润腰骶神经丛时,常有腰骶部持续性疼痛。

35 大肠癌患者出现腹痛是晚期症状吗?

腹痛的原因主要有以下几个方面:

(1)肿瘤的局部侵犯。当侵犯到神经丰富的肠壁时,疼痛出现的频率增加和程度加重。

(2)肿瘤刺激肠道引起的疼痛。

(3)肿瘤侵犯邻近器官相互粘连时引起的牵拉痛,此种疼痛活动时明显加重。

(4)肿瘤相关肠梗阻引起的疼痛。

(5)癌性肠穿孔造成的腹部疼痛。

36 怎样做好大肠癌的鉴别诊断?

(1)痔。直肠癌常被误诊为痔。内痔一般多为无痛性出血,色鲜红不与大便相混,而肠癌患者的便血常伴有黏液和直肠刺激症状,直肠指检和乙状结肠镜检可资鉴别。

(2)阿米巴肠炎。当病变演变成慢性期时,会出现溃疡基底部肉芽组织增生及周围纤维增生,使肠壁增厚、肠腔狭窄,易被误诊为癌肿,此时须做活检。

(3)肠结核。发病年龄较轻,既往多有其他器官结核史,好发于回盲部。但增生性肠结核,由于大量结核性肉芽肿和纤维组织增生,使肠壁变厚、变硬,易与盲肠癌混淆,须做病理活检才能明确诊断。X线钡餐检查,可发现病灶处的激惹现象或跳跃现象,对诊断有帮助。

(4)局限性肠炎。好发于青年,常见有腹痛、腹泻、发热、消瘦、贫血、食欲减退、恶心、呕吐、腹块及瘘管形成等症状和体征,经X线钡餐和纤维结肠镜检查可以鉴别。

（5）慢性菌痢。患者可表现腹痛、腹泻、少有脓血便、轻度里急后重，经大便培养、钡餐灌肠及内镜检查，不难做出诊断。

（6）溃疡性结肠炎。症状颇似慢性菌痢，但有反复发作史，大便培养阴性，乙状结肠镜检可见黏膜呈颗粒状改变，血管纹理消失，伴红斑状充血以及椭圆形小溃疡，其表面常覆以黄白色渗出物，严重者有大的不规则溃疡。

温馨提示

不同原因引起的疼痛性质和持续时间也有一定特点。肿瘤局部侵犯引起的疼痛常常表现为隐痛、钝痛或刀绞样痛。也可在进食后有腹部隐痛和腹胀，这主要是因为腹痛定位不准确造成的。当肿瘤侵透肠壁全层并与周围组织发生粘连后，疼痛表现为持续性疼痛。阵发性剧烈的刀绞样疼痛多出现在肠梗阻时。突发腹部剧痛并伴腹部压痛，触摸腹部如木板样，则提示肠穿孔可能性较大。因此，出现腹痛并不意味是晚期症状。

（7）阑尾炎、结肠 Crohn 病。出现右下腹痛、腹部包块时，需与阑尾炎、阑尾脓肿、结肠 Crohn 病等鉴别；左半结肠及直肠癌需与阿米巴肉芽肿、血吸虫肉芽肿鉴别；女性患者结肠癌性肿块还应与卵巢肿瘤鉴别。

（8）肠梗阻。大肠癌生长到一定体积时可发生肠梗阻，尤其好发于乙状结肠转弯处和回盲瓣等狭窄部位，常伴有鲜血便和排便习惯改变。确诊依据 X 线、肠镜检查加活检病理。

（9）血吸虫病。血吸虫病的肠道病变多见于直肠、乙状结肠和降结肠。虫卵沉积于肠黏膜使局部充血、水肿、坏死。当坏死黏膜脱落后，即形成浅表溃疡。临床上表现为腹痛、腹泻及便血等症状。

（10）肠易激综合征。腹痛、腹泻、便秘、腹泻与便秘交替、消化不良为其主要表现。但一般情况良好，多次粪常规及培养均为阴性，X 线钡灌和纤维结肠镜检查均无阳性发现。

（11）其他。如花柳性淋巴肉芽肿、直肠子宫内膜异位症、结肠憩室炎等，可

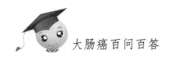

借助症状、体征、X 线检查和纤维肠镜检查可资鉴别。

37 出现哪些症状时应考虑到结直肠肿瘤科挂号就诊呢?

若出现排便习惯改变、大便性状改变、大便带血、腹痛、腹胀、短期内体重下降、触及腹部包块等情况应该引起重视,可以到结直肠肿瘤科挂号就诊,查明原因。

38 什么时候需要找专家看病呢?

首次就诊时一般不需要到专家门诊就医,可以先到结直肠专科普通门诊就诊。存在复杂问题时最合适转诊到专家门诊就诊。而且首次就诊时患者往往不知道自己疾病的轻重,且手头的检查资料等还不完善,不利于最终诊断。

39 初诊后再次就诊时必须携带哪些材料?

最关键的检查材料就是肠镜和病理报告,有助于给疾病定性。但具体病情到哪个病期、何种程度、能否手术,一般还需要进一步检查 CT、MRI 等,以排除有无远处脏器转移。也可以携带当地肠镜咬检后的病理切片,请肿瘤专科医院的病理医师会诊之后,再进一步确诊。

40 大肠癌最靠谱的检查手段是什么?

结肠镜检查是目前检查大肠疾病最敏感的手段。结肠镜检查时影像被放大,医生可以非常清楚直观地观察大肠表面,无死角,必要时还可以在病变部位取小块组织做病理检查,是其他仪器不能替代的。小的息肉可以在直视下用高频电刀切除,免除后患。总的来说,结肠镜检查诊断率高,是检查肠道疾病的首选方法。

41 哪些患者需要进行结肠镜检查?

大肠位于体内深处,即使有了病变常规体检也很难发现。而结肠镜就像我们眼

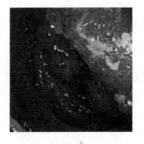
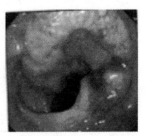

睛的直接延伸，可做各种检查，对大肠癌定性、定位具有极高的诊断率。欧美的大肠癌发病率高于我国，他们非常重视大肠癌的普查，结肠镜普查是其中最重要的一项，被认为是 40 岁以后必要的健康检查。

结肠镜检查无疑是目前大肠癌早期发现的最佳检查方法。对于 40 岁以上的人群，建议每年进行一次结肠镜检查，早期发现可能存在的问题，对于有结肠癌家族史的人群尤其应该予以重视。对于已经有原因不明的慢性腹泻、黏液便、便血、腹痛、腹部包块等症状，或其他检查提示结肠病变的患者，应尽早进行结肠镜检查。

温馨提示

虽然结肠镜是一项安全性很高的检查，但也不是适用于所有人群，对于有严重脏器功能不全、腹膜炎和中毒型急性消化道炎症、急性消化道出血、近期内肠道做过手术或做过腹部及盆腔放射治疗、各种原因引起的粘连或肠道形成硬性扭曲、狭窄及无法有效配合的患者，均应慎重进行结肠镜检查。

42 大肠癌有必要进行超声内镜检查吗？

结肠镜检查无疑是结肠癌的有效诊断方式，但也有其不足之处，特别是对于结肠病变的浸润深度等重要情况无法了解，而这些恰恰是超声技术的优势所在。由于大肠位于体内深处，肠腔含有大量气体，经体表的超声检查因气体的干扰无法清晰显示病变。为有效发挥两种技术的优势，将超声探头置于内镜前端，在进

温馨提示

国内外研究结果表明，超声内镜结果显示的大肠癌浸润深度及淋巴结转移情况与术后病理结果的符合率高达 80%，其对于病情的判断具有极高的准确性。其在术前、术后评估、术后随访中具有重要作用，但超声内镜并不是普查项目，应在医师指导下选择。

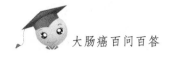

行内镜检查的同时进行超声检查,从而形成了超声内镜技术。因为超声探头可近距离探测病灶,可有效避免胃肠道气体的影响,故此项技术可细致观测到肠道病变及其邻近器官情况。这是普通结肠镜及超声检查无法做到的,高于两项检查的

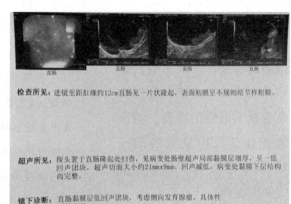

检查所见:进镜至距肛缘约12cm直肠见一片状隆起,表面粘膜呈不规则结节样粗糙。

超声所见:探头置于直肠隆起处扫查,见病变处肠壁超声局部黏膜层增厚,呈一低回声团块,超声切面大小约21mm×9mm,回声减低,病变处黏膜下层结构尚完整。

镜下诊断:直肠黏膜层低回声团块,考虑倾向发育腺瘤,具体性质待病理

相加效果。因其独特优势,超声内镜可清楚地显示大肠黏膜下病变的部位、大小、深度及性质,可有效观察到肠壁周围组织和淋巴结的情况。此外,超声内镜可准确观测到病变的浸润深度、周围脏器的浸润情况以及周围淋巴结情况等,对于大肠癌患者术前分期具有重大意义。

43 肠镜检查前应该做哪些准备?

(1)检查前 3 天进无渣、少渣半流饮食,前一天晚上开始禁食。

(2)检查前 1 天口服泻药清肠,直到排出液澄清为止。

(3)检查前需先做乙肝、丙肝等感染相关指标检查。

(4)心电图检查(60 岁以上必须检查)。

(5)携带近 1 个月内血常规、凝血功能及流行病血检测(乙肝、丙肝、梅毒、艾滋病抗体)报告单。

(6)检查时,取下义齿及眼镜,取膝胸位。

(7)常规服用的药物(如治疗高血压病、冠心病的药物)正常服用,无须停药。

44 什么是病理活检?

病理活检就是从患者身体的病变部位取出适量组织(根据不同情况可采用钳取、切除或穿刺吸取等方法)或手术切除标本制成病理切片进行病理检查,观察细胞和组织的形态结构变化,以确定病变性质,做出病理诊断。如果肠

镜检查时发现病灶,可以钳取部分组织进行病理检查。

45 大肠癌为什么必须进行病理检查?

大肠癌最敏感、直观的检查方式是肠镜检查。肠镜下能够发现肠道黏膜的异常变化,最终通过病理活检进行病理学观察来确诊大肠癌。病理检查是诊断大肠癌的金标准,同时病理学分型也是大肠癌治疗的依据。

46 大肠癌为什么要进行直肠指诊?

直肠指诊即患者取适当的体位,医生用手指检查肛管和直肠,同时观察肛管周围的情况。直肠长 12~15cm,医学上分上、中、下或上、下段,指诊可扪及 7~8cm 的范围。在我国,直肠癌年轻化、低位多见。因此,直肠指诊能够对中、低位直肠癌做出较明确的诊断,且具有简单、方便、省时、无创等优势,尤其对肿块较小的肿瘤能及早发现,而其他检查手段多会出现漏诊。指诊同时可对盆底、前列腺、子宫颈进行检查,还可以对痔疮、肛裂甚至肛周肿瘤如黑色素瘤等做出初步判断,尤其对便血、大便习惯改变、排便不尽者具有鉴别价值。此外,直肠指诊对于判断能否保肛及是否需要术前放疗均有一定参考价值,所以大肠癌患者常规要进行直肠指诊。

47 大肠癌为什么要做钡灌肠造影?

钡灌肠造影是结肠癌的最基本检查方法,特别是气钡双重对比造影,因其安全、简便、可靠,能够清晰显示肠道内较小的病变,而成为结肠癌的重要检查方法。同时,对于因肿瘤堵塞、肠腔狭窄、内镜无法通过的患者,也可以考虑做钡灌肠造影。

结肠气钡双重对比造影的原理

结肠气钡双重对比造影的原理是,通过向大肠内注入钡剂后,向肠道内注入空气或应用发泡剂使肠道内产生气体,给肠腔表面均匀地涂上钡剂后,通过气体充盈肠管在透视下多角度观察,能够对肠腔黏膜进行细致的观察。

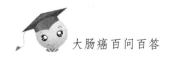
48 钡灌肠造影需要注意什么？

结肠造影检查前一定要彻底清洁肠内贮存的粪便，以免形成假象。具体方法包括：

钡灌肠造影的具体方法

- 检查前 3 日禁用含有钙、铋等的药物。
- 检查前 2 日进少渣饮食，多喝水。
- 检查前 1 日晚上口服泻药，如聚乙二醇电解质散剂、果导片等。
- 若检查前仍未达到水样便的效果，可行清洁灌肠。
- 对于怀疑结肠坏死、穿孔，以及肛裂疼痛不能灌肠的患者，应慎重选择结肠造影。

49 大肠癌为什么要做 CT 检查和磁共振成像（MRI）？

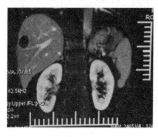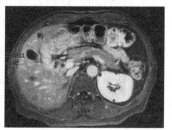

CT 检查和磁共振成像检查对于大肠癌的诊断价值无法超越肠镜。但在大肠癌的临床分期、诊疗方案的制订、治疗效果的评价等方面，它们又发挥着决定性的作用。在术前分期方面，CT 扫描和磁共振成像可明确大肠癌对肠壁的侵犯情况，也就是肿瘤向肠腔外累及的范围，是否侵犯了周围脏器，是否有局部的淋巴结转移。这些信息可以为大肠癌的临床分期提供重要参考。只有充分了解了大肠癌对周围组织的侵犯情况，才能够制订最佳的治疗方案。对于手术后的患者，CT 扫描和磁共振成像有助于及早发现可能存在的复发征象。因此，术后患者大多要制订规范的定期腹部检查计划。对于无法手术或暂时无法手术的晚期大肠癌患者，与治疗方案相结合的检查，有助于判断治疗方案的疗效，有助于治疗方案的及时调整。有些患者通过放疗、化疗等治疗后，还可以获得手术切除的机会，此时，准确的影像学评价就显得尤为重要了。

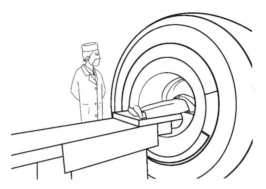

50 大肠癌为什么要做 B 超检查？

现在腹盆腔 B 超的检查在大肠癌已经是一项常规的检查，简便易行，费用较低。声像图对转移性肝肿瘤的敏感性约为 86%，特异性可达 99%。若多种影像联合应用可提高检出率。超声诊断肝囊肿具有高度敏感性，容易发现直径小于 1cm 甚至更小的囊肿，准确率可达 98%。超声易于诊断典型的叶段型非均匀性脂肪肝。彩色多普勒超声可提供有关血流灌注的重要资讯，从而有助于临床确诊。

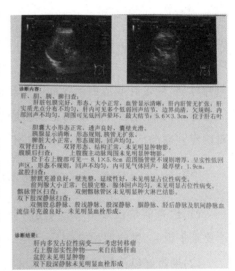

诊断内容：
肝、胆、脾、胰扫查：
肝脏包膜完好，形态、大小正常，血管显示清晰，肝内肝管无扩张，肝实质光点分布不均匀，肝内可见多个低弱回声结节，边界尚清，欠规则，内部回声不均匀，周围可见低回声暗环，最大结节：5.6×3.3cm，位于肝右叶
胆囊大小形态正常，透声良好，囊壁光滑。
胰腺显示清晰，形态规则，胰管无扩张。
脾脏大小正常，形态规则，回声正常。
双肾扫查：双肾形态、结构正常，未见明显肿物影。
腹膜后扫查：上腹腹主动脉周围未见明显肿物影。
位于右上腹部可见一 8.1×5.8cm 范围肠管壁不规则增厚，呈实性低回声区，形态不规则，回声不均匀，内可见气体回声，最厚壁，1.9cm。
盆腔扫查：
膀胱充盈良好，壁光整，延续性好，未见明显占位性病变。
前列腺大小正常，包膜完整，实体内未见明显占位性病变。
髂血管区扫查：双侧髂血管区未见明显大淋巴结影。
双下肢深静脉扫查：
双侧股总静脉、股浅静脉、股深静脉、腘静脉、胫后静脉及肌间静脉血流信号充盈良好，未见明显血栓形成。

诊断结果：
肝内多发占位性病变——考虑转移瘤
右上腹部实性肿物——来自结肠肝曲
盆腔未见明显占位性病变
双下肢深静脉未见明显血栓形成

51 PET-CT 检查是什么？

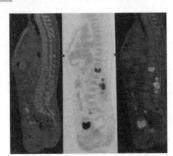

温馨提示

尤其是肿瘤细胞代谢 PET-CT 显像，其诊断正确率达 95% 以上。

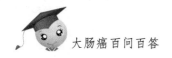
PET-CT 全称为正电子发射计算机断层显像(PET),实现了 PET 与 CT 的同机融合,它既具有多层螺旋 CT 高空间分辨率、显示解剖结构清晰的特点;同时也具有 PET 的功能显像的优势。即可准确地对病灶进行定性,又能精确定位,其诊断效率及临床实用价值更高。

52 PET-CT 检查的优势及适应证有哪些?

全身检查更快,大约 15 分钟扫描就能获得全身图像,显像检查更安全,诊断疾病更早期,检查结果更准确。可用于检测肿瘤是否复发,监测肿瘤治疗疗效和预后判断,进行肿瘤治疗后残余或治疗后纤维化坏死的鉴别诊断,寻找肿瘤的原发灶,指导放疗计划,确定肿瘤放射治疗的生物靶区,进行良性疾病与恶性肿瘤的鉴别诊断;并对确定肿瘤的活检部位有较好的效果。

温馨提示

进行 CT、MRI、肠镜检查对诊断结肠癌基本已经足够,当然如果经济情况允许,愿意做 PET-CT 也可以,但这不是常规的检查项目。

53 PET-CT 检查的一般注意事项有哪些?

(1)检查前禁食 4~6 小时(预约上午检查者不要吃早饭,预约下午检查者不要吃午饭)。做心肌检查例外。

(2)携带好以往检查资料(包括病史、CT、MRI、病理及治疗经过等)。

(3)检查前 2 小时禁做剧烈运动,显像前需完全休息半小时。

(4)检查前一天晚饭进高蛋白、低碳水化合物饮食(如肉类、蛋类、海鲜,少吃谷物类、水果)。

(5)糖尿病患者需提前与 PET-CT 中心联系,以控制血糖浓度。

54 通过抽血化验能检查出大肠癌吗?

抽血化验检查肿瘤标志物,可以为大肠癌诊断提供线索,也可以作为复发转移监测的参考数据。目前常用的检验指标是癌胚抗原(CEA),此外 CA19-9、

CA242、CA72-4 也有参考意义。CEA 是正常胃肠黏膜分泌的一种蛋白质,其水平的升高与大肠癌相关。尽管 CEA 主要由结、直肠分泌,但其他脏器同样有分泌CEA 的功能,因此 CEA 水平的升高并不一定代表大肠癌的发生。目前 CEA 主要用于大肠癌患者术后的随访。在一些患者中,肿瘤复发时首先表现为 CEA 水平的升高。一旦 CEA 水平升高,可以通过其他的检查,如 CT、正电子核素扫描(PET)及结肠镜来寻找复发的肿瘤。CEA 作为术后监测的一部分,比单纯的体格检查能提前 5~6 个月发现肿瘤的复发。美国临床肿瘤学会(ASCO)指出,大肠癌术后 CEA 应 3 年内每 3 个月检查 1 次。美国国立综合癌症网(NCCN)指出,CEA 应在 2 年内每 3 个月检查 1 次,3~5 年内每 6 个月检查1 次。包括 Meta 分析在内的一些研究显示,定期 CEA 检查能提高生存率。

55 大肠癌做大便潜血检查有何意义?

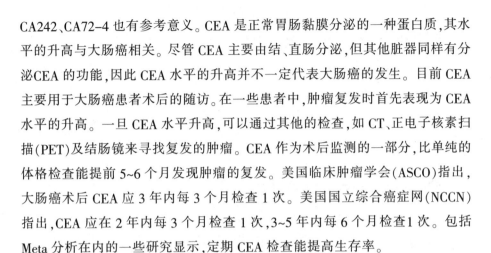

大便潜血检查是一种简单易行、痛苦较小的检查方法。消化道少量出血(5mL)即可出现大便潜血阳性,大肠癌等消化道肿瘤由于组织脆、表面溃疡等原因会出现多次、少量出血,这时大便性状不会发生显著变化,但是潜血实验阳性。但并不是所有的消化道出血均为癌,潜血试验也常常在没有结肠癌的情况下呈现阳性结果,如结肠炎、胃溃疡、胃癌、钩虫病比较多见,这些疾病也可以产生大便潜血试验阳性。

温馨提示

如果连续多次检查大便发现潜血试验阳性,则应该进一步检查,以明确诊断。

56 大便潜血检查时应该注意什么?

大便潜血检查是通过检查红细胞经过消化道被消化后的产物来判断出血情况,食物中的红细胞成分会影响检查结果,造成假阳性。所以检查前 3 天避免进食红肉、动物肝脏、血制品等食物。而少量间断的消化道出血也可能出现假阴性结果,因此大便潜血检查需要进行多次检查。

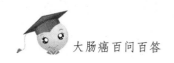

57 普通人群怎样进行大肠癌筛查？

普通人群每年常规查体,包括血、尿、便常规,肿瘤标志物检查,腹腔超声。如果发现贫血、大便潜血阳性或肿瘤标志物异常等,需要做进一步检查。40岁以上人群如果有腹部不适及原有肠部疾病症状改变,要进行肠镜检查。高危人群最好每2~3年做一次肠镜检查。

58 存在肠病史的患者如何普查？

(1)遗传性大肠癌的家族成员。需要向相关的医生进行遗传咨询,以了解自己受到遗传的可能性有多大。对于家族性腺瘤性息肉病(FAP)家族成员,需要在12岁左右进行第一次肠镜检查和眼底检查,以了解是否是遗传受累。如果是FAP遗传受累者需要进行手术治疗,如果不是遗传受累者就和普通人群一样进行大肠癌筛查。对于家族性非遗传性大肠癌(HNPCC)家族成员,在18岁后需要进行第一次肠镜检查。筛选HNPCC家族受累者相对比较困难,如果患者愿意,需要进行受累基因的检测,如果无法确定,需要在18岁后每2年进行一次结肠镜检查。

(2)结肠腺瘤样息肉患者。发生多发性结肠息肉及患大肠癌的可能性较高,需1~2年做一次结肠镜检查。

(3)炎性肠病患者。需要在明确诊断8年后开始行结肠镜检查,每1~2年需进行一次肠镜检查。检查时,应每隔10cm进行结肠黏膜的多次活检,以寻找可能形成的肿瘤。病理显示低或高分化的发育异常,由于存在较高的癌变率,因而应行结直肠切除术。

(4)大肠癌患者。术后每年需进行一次结肠镜检查。一次检查正常后,每2年复查一次。行直肠癌低位前切除术的患者,行肛门镜或乙状结肠镜检查的次数应该增加。

59 大肠癌一定要住院治疗吗？

大肠癌患者一般需要住院治疗。大肠癌的治疗是以外科手术为主的综合治疗,当确定需要手术时,需要积极准备住院进行手术治疗。而进行其他的辅助治疗时应该依据方案决定,一般的放化疗需要在医院进行,而口服卡培他滨化疗则不需要住院,具体情况应由医生决定。

60 如何办理住院?

办理住院的基本流程如下:

(1)首次就诊需在门诊就诊,确认需要住院后,由门诊医生开具住院申请单,详细填写本人信息;若是第二次入院,请联系之前的主管医生办理住院申请。

(2)携带住院申请单到住院管理部门预约登记,等候床位。

(3)预约到床位后,住院管理部门通知患者办理入院手续,支付住院押金。

(4)携带手续到病房护士站报到,熟悉病房环境,等待治疗。

61 住院前需要准备哪些东西?

住院前应按照医生及护士的嘱托进行必要的准备。

(1)身体准备。住院前需要注意休息,加强营养,戒烟禁酒,必要时进行适当的锻炼,加强身体储备。停用抗凝的药物,继续口服降压、降糖药物控制血压、血糖。

(2)心理准备。积极调整心态,可以通过查询相关科普知识,了解住院的一般情况,从而消除对医院的陌生感以及对疾病、手术及住院治疗的恐惧感。

(3)检查材料准备。按照医生的嘱托,将需要在住院前门诊检查的项目尽量检查齐全,并在住院时准备好所有检查资料。一般包括腹部 CT、盆腔 CT、肠镜、病理检查结果等,其余的检查可以在入院后完成。

(4)日常用品准备。不同的医院对日常用品的提供不同,预约住院时可以提前了解一下本医院的情况。很多医院会给出住院准备的明细单。一般需要准备餐具、洗漱用具、拖鞋、干净内衣裤等。

62 住院等床时间会延误病情吗?

得知自己患了大肠癌,患者往往很着急,每等一天就会增加一份焦虑,好

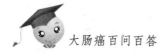

像时刻都能感觉到肿瘤在发展、转移。实际上肿瘤的发生发展是需要一个较长过程的,在检查、等待治疗的过程中,肿瘤一般不会因为等了一两周而发生质的变化。

63 住院后需要了解什么?

入院后的第一件事就是由护士为患者介绍病房环境。患者需要了解其床位在病房的位置、医护办公室的位置以及换药室、处置室、开水间、安全通道等的位置。然后,患者还要记清自己的主管医生及责任护士。

温馨提示

患者的主管医生一般有一人(不是主任,通常是主治医师),责任护士也有一人(不是护士长),他们对患者住院期间的事情直接负责,有事情可以和他们直接沟通。而主任及护士长带领的团队负责患者整体治疗及护理方案的制订及实施。

64 住院治疗期间需要陪护吗?

住院期间最好有固定的一人作为陪护。为了患者及其他病友的休息,陪护人员一般只能留1人。为了更好地配合医护工作,为患者服务,此陪护人员最好固定。因为在住院期间,医生和护士会向陪护交代各种注意事项及签署一些医疗文件以配合治疗。经常调换陪护人员,不利于医护工作的开展。

治疗疑问

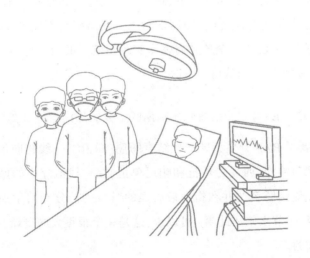

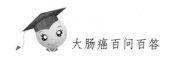

65 确诊大肠癌后如何制订治疗方案？

确诊大肠癌并完成术前综合评估后，应该由肿瘤外科专家及肿瘤内科或消化科专家制订治疗方案。在大型综合型医院，复杂肿瘤的治疗方案一般是由一个团队制订的，团队包括外科医生、内科医生、放疗科医生、病理科医生等。在治疗方案制订的同时，医生提供专业的指导，患者及家属可以提出自己的想法。最终医生会依据患者自身的情况，在标准化综合治疗的前提下，制订出个体化的方案。

66 在哪里可以找到权威的大肠癌治疗指南？

可以在美国国家综合癌症网中查询(NCCN)，分为结肠癌及直肠癌。2016年11月23日，NCCN在线发布了2017版《结肠癌和直肠癌临床实践指南》。值得一提的是，其还有《NCCN肿瘤学临床实践指南》，不仅是美国肿瘤领域临床决策的标准，也已成为全球肿瘤临床实践中应用最为广泛的指南，在中国也得到了广大肿瘤医生的认可与青睐。

67 2017版NCCN结直肠癌指南的主要更新内容是什么？

(1)更新了RAS野生型转移性结直肠癌(mCRC)一线靶向治疗的推荐，将抗EGFR靶向治疗(西妥昔单抗和帕尼单抗)在一线治疗中的使用"仅限于原发瘤位于左侧结肠者"，并在指南最后面的"讨论"部分专门增加了"原发肿瘤部位的价值"一节来阐述此事。可以说，这是一个很重大的更新，甚至可以认为是里程碑式的。

(2)首次将免疫检查点抑制剂PD-1单抗Pembrolizumab和Nivolumab推荐用于具有dMMR/MSI-H分子表型的mCRC的末线治疗。

(3) 在"结肠癌长期随访保健计划"(PRINCIPLES OF SURVIVORSHIP-Colorectal Long-term Follow-up Care)一节的"生活方式和健康咨询"栏目里更新了推荐，"考虑低剂量阿司匹林"。并在指南最后的"讨论"文字稿部分专门增加了一节"结直肠癌术后生存患者的二级化学预防"，来阐述早期结直肠癌患者根治术后推荐口服低剂量阿司匹林的相关内容。

(4)可切除肝/肺转移性结直肠癌(mCRC)的术前新辅助化疗中剔除靶向药物。

68 2016 版 NCCN 结直肠癌指南的更新内容有哪些?

(1)所有的转移性结直肠癌患者应该进行肿瘤组织 RAS 和 BRAF 突变状态检测。BRAF 突变是一个预后差的指标,因此推荐所有转移性结直肠癌都应进行检测。

(2)所有≤70 岁确诊结直肠癌和>70 岁符合 Bethesda 诊断标准的患者预筛查 Lynch 综合征,都应该进行 MMR(MSI)检测,所有Ⅱ期患者、转移性结直肠癌患者也应进行 MMR(MSI)检测。

(3)所有的Ⅱ期患者都应进行 MMR(MSI)状态检测检测,因为 MSI-H(dMMR)患者预后好,并且不能从 5-Fu 单药辅助化疗中获益。

(4)奥沙利铂静脉输注除原有超过 2 小时的输注速度推荐外,新增更快输注速度 1mg/(m^2·min)的推荐。

(5)对于局部可切除无远处转移的临床分期为 cT4b 的结肠癌,首次增加了新辅助化疗的临床路径推荐。

(6)Ⅱ期结直肠癌术后是否应行辅助化疗一直存在争议。在 2016 版 NCCN 指南中新增 "对于无临床、病理高危因素的pT3N0M0 Ⅱ期结肠癌患者,如为 MSI-H 或 dMMR,则术后无须辅助化疗。"

(7)对于 T3、N0 或任何 T、N1~2 的直肠癌(T4 除外),新增短程放疗新辅助治疗的路径推荐。

(8)对于可切除的同时性/异时性肝和(或)肺转移患者,在手术的基础上新增如射频消融、微波消融、冷冻消融、立体定向放疗等局部治疗手段的推荐。虽然增加了局部治疗手段的推荐,但手术切除仍是优选,并且认为无论是外科手术还是局部治疗,如果不能对所有已知部位病变完全切除/消融,是不推荐使用的。

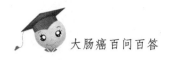
69 大肠癌的治疗手段有哪些？

肿瘤的治疗不再是单一的治疗模式，而是更加倾向于多学科合作的综合治疗和个体化治疗模式，目前大肠癌的治疗手段主要有以下几类。

（1）外科治疗。包括手术治疗及内镜治疗。外科手术仍然是治疗大肠癌的主要手段，在国际和国内的大肠癌治疗指南当中，外科手术被推荐为首选的治疗手段。能否手术、选择何种手术方式是有严格适应证的，患者必须咨询正规医院的普外科医生或肿瘤外科医生。

温馨提示

内镜治疗具有创伤小、恢复快等优势，针对分期较早的大肠癌患者，内镜下切除术即可取得良好的治疗效果。

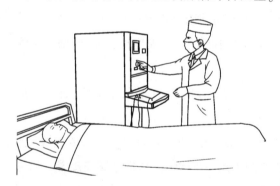

放射的分类

依据病情及放射剂量可分为根治性放疗、姑息性放疗、术前放疗、术后放疗。在大肠癌的辅助和姑息治疗方面，放疗有一定的作用。

（2）化学治疗。化疗是利用化学药物杀死肿瘤细胞、抑制肿瘤细胞的生长复制和促进肿瘤细胞分化的一种治疗方式。它是一种全身性治疗手段，对原发灶、转移灶和亚临床转移灶均有治疗作用。

但是化学治疗在杀伤肿瘤细胞的同时，也将正常细胞和免疫（抵抗）细胞一同杀灭，因此化疗是一种"玉石俱焚"的治疗方法。通俗地讲，化疗就是"以毒攻毒"，所以患者一定

生物细胞免疫治疗

生物细胞免疫治疗是一种新兴的、具有显著疗效的肿瘤治疗模式，是一种自身免疫抗癌的新型治疗方法，受到了越来越多的患者和家属的认可。

要到正规的大型医院接受治疗，采用标准的治疗方案。

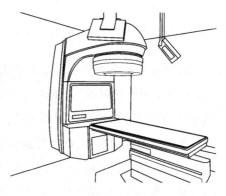

(3) 放射治疗。俗称"烤电"，是癌症的三大治疗手段之一，属于局部治疗。放疗是用各种不同能量的射线照射肿瘤，以抑制和杀灭癌细胞的一种治疗方法。

(4) 靶向治疗。是在细胞分子水平上，针对已经明确的致癌位点(该位点可以是肿瘤细胞内部的一个蛋白分子，也可以是一个基因片段)，来设计相应的治疗药物。药物进入体内会特异性选择致癌位点来相结合发生作用，使特异性肿瘤细胞死亡，而不会波及肿瘤周围的正常组织细胞。靶向治疗已经应用于晚期大肠癌的治疗。常用药物有西妥昔单抗和贝伐珠单抗，药物的具体应用需根据患者的基因状态和身体一般情况来选择。

(5)生物治疗。生物治疗是一个广泛的概念，是继手术、放疗和化疗之后的第四大肿瘤治疗技术，涉及一切应用生物大分子进行治疗的方法，种类繁多。生物治疗的前沿技术有生物细胞免疫治疗、基因治疗、癌症干细胞靶向治疗等，目前临床较成熟的是生物细胞免疫治疗。

生物治疗不但可以激发患者自身的免疫力，与化放疗联合应用还可提高治疗的有效率，但是目前尚不能明确其可否延长患者的生存时间，需要进一步的临床研究。

(6) 中医治疗。传统的中医学凝集了中华民族几千年来治病救人的宝贵经验，是中华民族文化遗产中最有价值的部分之一。作为一种辅助治疗手段，中医多种治疗方法可以应用于大肠癌治疗的各个阶段，对于缓解临床症状、减轻化放疗的毒副作用、提高肿瘤治疗有效率等方面具有重要作用。我们认为，在大肠癌的治疗上，应该将中西医结合，取长补短。

温馨提示

但是需要提醒患者注意的是，单纯依靠中医治疗是无法根治大肠癌的，千万不要听信偏方、秘方。

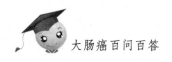
70 大肠癌的手术方式有哪些？

大肠癌的手术方式应根据癌肿的部位、病变的程度、是否伴有肠梗阻的情况来决定。病变局限者，应做彻底根治性手术；已有广泛浸润或转移者，只能做姑息性手术，以改善症状，缓解病情；无法切除并伴有肠梗阻的患者，只能考虑做结肠造瘘术或短路术，以维持肠道通畅。手术方式主要有以下几种。

(1)右半结肠切除术。适用于盲肠、升结肠、结肠肝曲的癌肿。切除范围包括右侧一半横结肠、结肠肝曲、升结肠、盲肠、长 15~20cm 的末端回肠，以及所属肠系膜和淋巴结，并切除横结肠所属大网膜、右侧腹膜的脂肪淋巴组织。切除后做回肠与横结肠端端或端侧吻合术。

(2)横结肠切除术。适用于横结肠中段癌。切除范围包括结肠肝曲和脾曲、整个横结肠，以及所属系膜和淋巴结，包括胃结肠韧带及淋巴结。切除后行升结肠与降结肠端端吻合术。

(3)左半结肠切除术。适用于结肠脾曲、降结肠及降结肠乙状结肠交界处癌肿。切除范围包括横结肠的左1/3、结肠脾曲、降结肠，并根据降结肠癌位置的高低，切除部分或全部乙状结肠，以及切除结肠的系膜和淋巴结，切除横结肠所属的胃结肠韧带。然后行结肠间或结肠与直肠端端吻合术。

(4)乙状结肠癌根治术。根据乙状结肠癌的长短和癌肿所在的部位，采用切除整个乙状结肠和全部降结肠，或切除整个乙状结肠及部分降结肠和部分直肠。总之要切除距癌肿边缘 10cm 以上的肠管及所属的肠系膜和淋巴结。然后行结肠直肠吻合术。

(5)直肠癌根治术。

直肠癌的根治术

● 腹会阴联合直肠癌根治术(Miles)，适用于癌肿下缘位于腹膜返折以下，即癌肿距肛缘 5cm 以下，包括肛管癌。切除范围包括乙状结肠下部(距癌肿上方 15cm 以上)、全部直肠、肠系膜下动脉及周围淋巴结(乙状结肠系膜内)、肛提肌、坐骨直肠窝内脂肪、肛管和肛门周围 5cm 直径的皮肤及肛门括约肌，在左下腹壁行乙状结肠造瘘术，形成永久性人工肛门。

- 经腹腔直肠癌切除术（或称直肠癌前切除术、经骶前切除术、Dixon手术），适用于距肛缘7cm以上的直肠癌。在腹腔内行直肠与乙状结肠端端吻合术，保留肛管和肛门括约肌。目前由于吻合器的使用及术前放疗的应用，使某些更低位的直肠癌得以完全低位或超低位吻合。
- 经腹直肠癌切除、近端造口、远端封闭手术（Hartmann手术），适用于因全身一般情况差，不能耐受Miles手术或者急性梗阻不宜进行Dixon手术的直肠癌患者。
- 直肠癌扩大根治术，手术范围应包括：从肠系膜下动脉根部开始向下清除淋巴结；清除部分腹主动脉旁、双髂总、髂内髂外及闭孔淋巴结；在肠系膜下动脉根部（部分病例在痔上动脉根部）及痔中动脉根部结扎切除；沿骨盆侧壁切断肠侧韧带；沿骨盆壁切断肛提肌；彻底清除坐骨直肠窝中的结缔组织。

71 直肠癌保肛手术应注意什么？

保肛手术时应注意的问题：一般肿瘤距肛门7cm以上者应可保肛；距肛门5~7cm者，如病灶小、恶性低、未浸润出肠壁等，可考虑行保肛手术；距肛门5cm以下者，多应考虑行Miles术。

72 何时考虑姑息性手术？

"姑息手术"是相对"根治手术"而言的。根治手术指肿瘤切除后，在显微镜下，肿瘤的切缘（切除后残余组织的边缘）是干净的，体内没有残存的肿瘤细胞。当癌肿已有肝脏或远处转移，而结肠癌的局部病变尚可切除时，争取

温馨提示

如病变广泛浸润和固定而不能切除时，可在癌肿部位的远近端肠段做捷径吻合手术，或在癌肿近端行双管造口，以解除梗阻。

做姑息性切除以缓解症状，术后辅以其他抗癌治疗，可延长生存期。

73 什么是TEM手术？其适应证是什么？

TEM (Transanal Endoscopic Microsurgery)，即经肛门内镜显微手术，是一种经肛门切除肿瘤的微创保肛手术方法，由德国医生Buess和Mentges于

1980—1983 年研发,1983 年首次应用于临床。①瘤体最大径超过 1.5 cm 的无蒂广基型良性直肠腺瘤(T0 期),尤其是绒毛状腺瘤最适合应用 TEM 治疗。一般肿瘤占据肠腔应在 3/4 周径以内。TEM 特殊器械的设计使这项技术能够切除位于距肛缘 5 至 20 cm 任何距离的直肠肿瘤。②对于直肠原位癌(Tis 期)或 T1 期低复发危险的直肠癌(如肿瘤高、中分化,瘤体小,活动度大),TEM 提供了一个高的治愈机会。③虽然,T1 期高复发危险或者更后期(例如 T2 期或 T2 以上)的直肠癌,在局部切除术后有较高的复发机会,但是对于那些有高手术风险的病人,比如高龄或者有严重并发症者,TEM 仍然提供了一种理想的姑息性治疗方法。④TEM 的其他适应证:直肠类癌、间质瘤、直肠狭窄甚至直肠阴道瘘。

74 什么是大肠癌 NOSES 手术?其优势有哪些?

NOSES 指经自然腔道取标本手术 (Natural Orifice Specimen Extraction Surgery)。指使用腹腔镜器械、TEM 或软质内镜等设备完成腹腔内手术操作,经自然腔道(阴道或直肠)取标本的腹壁无辅助切口手术,术后腹壁仅存留几处戳卡瘢痕。该术式经自然腔道取标本,腹壁瘢痕小,更符合现阶段微创技术发展形势,更具有临床推广的潜力和空间。

NOSES 手术的优势主要体现在:①从患者的角度来说,NOSES 术避免了腹壁的辅助切口,最大限度地保留了腹壁的功能,加快了患者的术后恢复。同时,由于 NOSES 术后腹壁仅存留几个微小的戳卡瘢痕。因此,该术式表现出良好的美容效果,也在很大程度上减轻了患者因术后切口瘢痕带来的心理压力。②从外科医生角度来讲,由于 NOSES 手术使用的是常规微创手术器械,因此大大提高了外科医生对该手术的操控性和适应性,也更有利于外科医生对技术要领的学习和掌握。此外,与 NOTES 术相比,NOSES 术可以更好的暴露术野,提供良好的操作空间,进而大大增加了手术的安全性。③腹壁无切口、体表瘢痕小,消除了腹壁损伤所致的术后

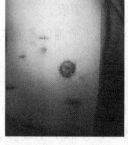
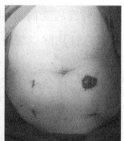

疼痛；④无切口感染、切口疝等相关并发症，有效降低了术后腹膜反应以及肠粘连、肠梗阻发生率；⑤减轻了术后机体炎症反应的程度，降低了术后全身并发症的发生率；⑥手术创伤小，加快了术后恢复过程，缩短了住院时间，减少了住院费用。

75 什么是 TME 手术？其适应证是什么？

TME (total mesorectal excision)，即全直肠系膜切除术，最早由英国的 Heald 于 1982 年提出，目前已经成为直肠癌的标准治疗术式。TME 强调完整的切除盆筋膜脏层包绕的直肠及其周围淋巴、脂肪和血管，同时切除的直肠系膜达肛提肌水平或超过肿瘤下缘 5CM。TME 手术同时强调直视下锐性切除，保证了系膜切除的完整性和自主神经的保留。多个国家的相关研究报道，TME 手术使直肠癌的局部复发率降至 2.2%~7.3% 之间。主要适用于无远处转移的直肠中下部的 T1~3 期直肠癌，并且癌肿未侵出筋膜脏层，大多数适合低位前切除者基本上均适用于 TME。

76 什么是纳米炭淋巴示踪技术？

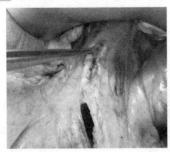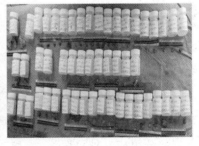

淋巴结转移是大肠癌最主要的转移途径，也是导致术后局部复发和远处转移的重要因素之一。大肠癌根治术后淋巴结标本的检查，既是对患者淋巴结转移状态的最直接反应，也是对患者的预后情况、临床治疗方案的确定以及肿瘤病理分期情况产生直接的影响。2012 版美国国家综合癌症网络(NCCN)结肠癌指南指出至少需检出 12 枚以上淋巴结，病理分期结果才能可靠。纳米炭混悬注射液作为淋巴示踪剂，具有很强的淋巴系统趋向性，注射到恶性肿瘤周缘

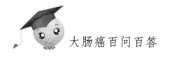
组织中即能被巨噬细胞吞噬,迅速进入淋巴管,聚集并滞留到淋巴结,使淋巴结从窦内开始向外依次染成黑色,实现肿瘤区域引流淋巴结的活体染色。利于手术中肉眼辨认和清除区域引流淋巴结,从而增加淋巴结的清除数量,达到彻底清扫转移淋巴结的目的。

77 什么是大肠癌腹腔镜切除术?

大肠癌腹腔镜切除术是一种新型的微创切除技术,始于 20 世纪 80 年代末,发展到现在逐步完善、成熟。具体操作方法是:通过腹腔镜在显示屏上显示腹腔内的病变,并在它的引导下通过专用的套管置入各种操作系统,进行分离、止血、切除、吻合等操作。因为其具有切口小、痛苦少、恢复快的特点深受患者的欢迎,但它对医生操作技术要求很高,而且费用昂贵。

目前主要适用于大肠癌 A 期和 B 期的根治性切除, 以及晚期大肠癌的姑息性切除。腹腔内广泛转移的晚期患者、肥胖患者、腹腔粘连严重的患者、肝硬化患者、妊娠期妇女等患者不适合使用。腹腔镜下胆囊切除术已广泛发展,但腹腔镜下结直肠癌切除手术则只有十余年历史,发展较迟缓,主要是因为腹腔镜下大肠癌切除能否达到根治和术后复发的问题。

78 什么是达芬奇手术机器人?

达芬奇外科手术系统是一种高级机器人平台。其设计理念是通过使用微创的方法,实施复杂的外科手术。达芬奇机器人由三部分组成:外科医生控制台、床旁机械臂系统、成像系统。简单地说,达芬奇机器人就是高级的腹腔镜系统。目前国内一些医院已经逐渐开展达芬奇机器人手术。

温馨提示

达芬奇手术机器人增加了视野角度,减少了手部颤动,机器人"内腕"较腹腔镜更为灵活,能以不同角度在靶器官周围操作; 较人手小,能够在有限的狭窄空间工作;能使术者在轻松的环境工作, 减少了疲劳,更集中精力;减少了参加手术的人员。

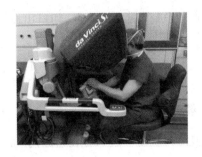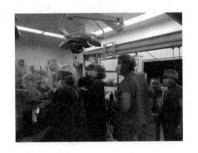

79 **大肠癌围术期风险、意外及并发症有哪些?**

①麻醉意外、心脑血管意外;②术中大出血、失血性休克,严重者死亡(骶前静脉、髂血管、肠系膜等重要血管损伤);③肿瘤不能切除,只能行短路或造瘘或姑息手术;④肿瘤侵犯周围脏器,需合并切除胆囊、部分胰腺、胃、小肠或肝脏等;⑤胆总管损伤,致胆汁性腹膜炎、术后胆管狭窄、黄疸、肝衰竭;⑥胰腺损伤,致术后胰瘘;⑦脾脏损伤,需行脾切除术;⑧输尿管损伤;⑨膀胱和尿道损伤;⑩盆腔神经损伤,导致术后排尿及性功能障碍;⑪术后腹腔内出血,消化道出血或吻合口出血,需二次手术;⑫术后吻合口瘘,导致粪性腹膜炎,严重者死亡;⑬术后腹胀、恶心、呕吐;

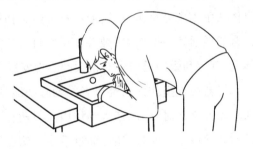

⑭尿潴留;⑮术后粘连性肠梗阻;⑯切口积液、血肿、裂开、感染导致愈合延迟,切口疝(经腹会阴直肠癌根治术会阴部切口延迟愈合);⑰肠造瘘口并发症(造瘘口黏膜炎、周围皮炎、狭窄、肠脱出、疝形成或肠管坏死与回缩);⑱肿瘤切除术后复发,远处转移;⑲术后排便习惯改变(腹泻、便秘、大便失禁等)。

80 **和腹腔镜有关的并发症?**

(1)CO_2气腹的并发症和副作用:①心动过速;②心率失常;③低血压;④张力性气胸;⑤纵隔气肿;⑥CO_2气栓;⑦心肌梗死;⑧高碳酸血症;⑨胃反流;⑩肾衰竭;⑪深静脉栓塞;⑫低体温;⑬皮下气肿;⑭肩部疼痛;⑮戳孔疝。

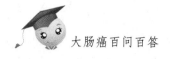

(2)手术并发症:①血管损伤;②内脏损伤;③腹壁并发症:切口出血;腹壁血肿;戳孔感染;坏死性筋膜炎;腹外疝。

(3)穿刺性损伤。

81 直肠癌术后为什么会出现性功能障碍？

支配男女性功能、性感受的神经很多都与直肠一起共存在盆腔内。肿瘤生长侵出浆膜与神经粘连,甚至直接侵犯神经,手术可能需联合切除或损伤这些神经,从而可致男性术后勃起功能障碍、无法射精;女性性冷淡、阴道没有分泌物等后遗症。

82 直肠癌术后出现性功能障碍怎么办？

一般需行心理治疗。确立自信是患者首先需要解决的心理问题。它既适应于心理性性功能障碍,也适应于器质性功能障碍,是其他各项治疗的基础。当身体从手术中完全康复后,如没有神经损伤等器质性原因,患者均有能力进行正常的性活动。偶尔的失败并不说明自己的性能力已经丧失。在这方面配偶的体贴、理解和爱护对患者有很大的心理安慰和支持作用。

对器质性损伤的男性患者,勃起功能障碍可通过某些辅助方法完成性生活。如性生活时,向阴茎海绵体内注射药物可获得满意的勃起,但必须在医师的指导下使用。此外,还可通过手术方法在阴茎内注入硅胶假体或负压体,在其支撑下完成性交。女性患者因阴道干涩致性交疼痛时,可使用专用润滑剂。

83 直肠癌术后为什么会出现排尿功能障碍？

(1)术中盆腔神经丛损伤或受肿瘤粘连或侵袭后联合切除。

(2)直肠切除后在膀胱后方会遗留一个很大的空隙,膀胱和前列腺后方缺乏支持,而尿道膜部固定于尿生殖膈部位,膀胱即在此平面向后移位,使尿道球部和前列腺部的成角增大,这种解剖改变虽不至于引起梗阻,但使平卧的患者排空膀胱时几乎是垂直向上排尿,必须克服更大的阻力,引起排尿困难。即使在站立位,充盈的膀胱仍将发生结构性后移及下坠。女性患者由于存在阴道

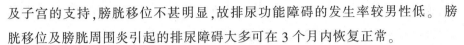

及子宫的支持,膀胱移位不甚明显,故排尿功能障碍的发生率较男性低。 膀胱移位及膀胱周围炎引起的排尿障碍大多可在3个月内恢复正常。

(3)麻醉药物对盆神经、阴部神经、排尿低级中枢的抑制作用阻碍排尿反射,患者对膀胱充盈的感觉减弱,麻醉清醒后,排尿反射弧仍未完全恢复,而大脑对尿意的感知不十分灵敏, 加之患者膀胱膨胀已久,膀胱壁肌肉收缩力下降,不易在短时间内恢复,因此出现排尿不畅等排尿功能障碍。这是术后早期尿潴留的主要原因。

(4)术后使用硬膜外镇痛泵维持期间,使用的吗啡等药物,也会有麻醉抑制作用。

(5)直肠癌患者大多年龄较大,尤其是老年男性,常有不同程度的前列腺增生等泌尿系疾病。加上术后因膀胱位置改变、肌肉或神经损伤、尿道创伤引起水肿等使原先隐匿的排尿困难突显出来,甚至引起尿潴留。这种尿潴留一般恢复较迟。

(6)因为插尿管时难免将细菌带入,尿管长期置于尿道内,又破坏了尿道的正常生理环境及膀胱对细菌的机械防御, 从而削弱了尿道黏膜对细菌的抵抗力,影响了膀胱对细菌的冲刷作用,致使细菌容易逆行至泌尿系生长繁殖而引发感染,而且随留置尿管时间的延长发生率会增高。

(7)此外,置管期间患者因手术等所致的疼痛及不舒适,以及翻身、活动等均可滑动、牵拉导尿管,轻者导致尿道黏膜充血、水肿,重者可引起尿道黏膜损伤出血。导尿管对尿路上皮的机械性损伤会促进病原菌的定植,所以拔尿管后会由于尿道受刺激引起炎性反应与水肿,膀胱充盈感发生改变,导致排尿困难。

(8)术前用阿托品类药物可使膀胱逼尿肌松弛,引起术后排尿困难;局部刺激如术中创面消毒剂消毒创面, 对周围及尿道口的化学刺激也是导致腹部术后尿潴留的原因,这种情况多见于女性。

84 大肠癌患者术后出现排尿困难怎么办?

大肠癌患者术后出现尿潴留时,可先试用膀胱区热敷、按摩,刺激排尿。病情允许时可改为半坐或坐位排尿。有时让患者听流水的声音可反射性引起排

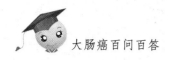

尿,也可使用针灸、理疗等方法。如上述方法均无效,建议患者插尿管留置导尿,解除尿潴留并使过度牵长的膀胱肌肉得到放松,尽快恢复其收缩功能。用新斯的明等药物虽可促进膀胱肌肉收缩,有治疗尿潴留作用,但因其对心、肺、胃肠道有广泛影响,不宜用于心脏病、高血压、哮喘、肺气肿等患者。对前列腺增生引起的排尿障碍可以加用相应药物治疗。此外直肠癌经腹会阴联合切除术或超低位直肠前切除术后,常规留置导尿管可以预防术后排尿困难。

85 大肠癌术后出现吻合口瘘怎么办?

国外报道的吻合口瘘发生率为 4%~25%,国内报道的发生率为 10%~20%。直肠癌(尤其是低位直肠癌)吻合口瘘的发生率一般较高。如果患者一般状态良好,无持续发热、腹痛、出血等情况且引流充分,可以考虑保守治疗;否则,建议尽早行造瘘手术以使大便转流,促进吻合口瘘尽早愈合并防止病情进一步发展。

温馨提示

如保守治疗时间较长,患者无法耐受(如糖尿病或体质瘦弱、营养不良患者),亦可以考虑造瘘手术。常选择造瘘的部位是结肠造瘘或回肠末端造瘘。

86 如何选择结肠造瘘或回肠末端造瘘?

这两种手术操作难度都不大,需根据患者临床情况决定。回肠末端造瘘优点是:回肠游离度较大,血运较好,肠壁较结肠厚,下次还瘘手术更容易愈合和恢复;缺点是:由于缺乏结肠对水分的吸收作用,造口排便一般次数较多、质较稀、量多、不成形,造口周围皮肤红肿及造口炎的发生率较高。结肠造瘘优点是:排便一般成形、不稀、量较少,但由于结肠游离度相对回肠小、肠壁薄,下次还瘘手术愈合较回肠吻合愈合和恢复的时间更长。此外,如果右下腹存在肠粘连而不易行回肠造瘘,则应选择结肠造瘘。

87 大肠癌术后为什么会引起肺部感染？

大肠癌术后肺部感染虽不多见，可一旦出现则可能对患者，特别是年老体弱者的生命带来威胁，是外科手术后需尽量避免的并发症。其原因很多，如术前吸烟或存在慢性支气管炎等肺部疾病，术中、术后消化道分泌物误吸入气管，术后切口疼痛或腹胀限制咳嗽排痰、体弱无力、术后长期卧床等。

88 大肠癌患者术后出现肺部感染怎么办？

一旦诊断为术后肺部感染，应立即治疗。有效的排痰是治疗中最重要的环节。应鼓励患者加强咳嗽。为减轻咳嗽时切口疼痛，患者咳嗽时用双手压迫切口两侧腹壁，限制腹壁的震动，可减轻疼痛。必要时可使用镇痛药，但有呼吸衰竭时禁用。此外，应选择有效的抗生素（可行痰细菌培养）静脉应用，辅以解痉、化痰等治疗。

温馨提示

对严重的肺部感染导致的呼吸衰竭，应及时进行气管插管或气管切开，吸出肺部分泌物并用呼吸机辅助呼吸。

89 大肠癌术后为什么会腹泻？

大肠癌手术因为切除部分肠段或大部分肠段，造成肠道的功能改变、肠黏膜损害、肠黏膜吸收面积减少，从而容易出现腹泻，这多为吸收不良性腹泻。术后化疗患者因化疗药物对肠壁产生直接的毒性作用，干扰了肠细胞的分裂，引起肠壁细胞坏死及肠壁广泛性炎症，造成肠道吸收和分泌细胞数量之间的平衡发生变化，导致分泌过度，吸收面积减少而形成腹泻。接受放射治疗患者，常可直接引起肠黏膜的损害，发生放射性肠炎，继发肠黏膜萎缩和纤维化，引起急性渗出性腹

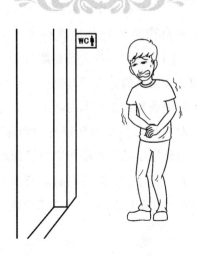

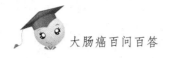

泻。如果服用干扰素、格列卫等药物亦可出现腹泻。

90 大肠癌术后如何防治腹泻?

首先应分析引起腹泻的原因,进行针对性的治疗。如手术后 1~2 周出现腹泻,多为吸收不良性腹泻,可在医生指导下对症使用延缓肠道蠕动、增加肠道吸收的药物(如诺氟沙星、小檗碱、十六角蒙脱石等);如考虑术后肠道菌群失调,可以应用双歧杆菌乳杆菌三联活菌片等进行治疗。如果术后可以正常进食,应选择易消化、高蛋白、高糖、低脂肪和低纤维素的食品。坚持少食多餐,进食温和性食物,避免食用刺激性、过敏性、高渗性食品以及过冷、过热、产气性食物;对乳制品敏感性强的患者禁用乳制品。

91 大肠癌根治手术后还需要其他治疗吗?

大肠癌根治手术后,仍有约 50% 的病例出现复发和转移,主要是手术前未能发现隐匿转移灶或术中未能将病灶完全切除。故应听从临床医师的医嘱,根据肿瘤的 TNM 分期以及机体的一般状况制订个体化的综合治疗方案(如放疗、化疗、生物及中医治疗),从而达到最佳的治疗效果。

92 大肠癌的癌前病变也要进行手术吗?

对癌前病变中的腺瘤和家族性结肠息肉病最好及早进行手术治疗。因为绝大多数大肠癌都是由腺瘤恶变而来的。由于纤维结肠镜设备的进展和操作技术的熟练,大部分腺瘤可以通过结肠镜进行切除。但当纤维结肠镜不能切除时,即肿瘤直径>2 cm 的无蒂腺瘤以及多发性腺瘤相距较近时,需要手术切除。

温馨提示

家族性结肠息肉病发生大肠癌的平均年龄比一般人群提前 15~20 岁,几乎所有未经治疗的 40 岁患者都有可能发生大肠癌。预防性手术切除对癌变的结肠是必要的。

93 大肠癌术后一般会在哪些部位复发和转移?

(1)局部复发。一般在吻合口复发,常因手术中脱落的癌细胞种植于吻合口所致;也有部分患者是因为切缘离肿瘤边缘太近,导致肿瘤细胞有残余。

(2)盆腔内复发。这是直肠癌术后最常见的复发部位,大多因为手术未完全清除、肉眼无法看见的微小病灶所致。

(3)会阴部复发。主要是由于会阴区切除不充分,或由于癌细胞种植在创面而引起。

(4)肝转移。50%的大肠癌患者经根治性手术切除后易复发和转移,远处转移以肝转移最多见。其中约24%的患者初诊时即已有转移,大部分肝转移发生于原发肿瘤切除后3年内。大肠癌肝转移占到了所有转移的一半左右。这是因为正常情况下几乎所有流经肠道的血液均要经过肝脏,所以肠道脱落的肿瘤细胞也最先到达肝脏。

(5)肺脏。肺是大肠癌转移的第二常见部位,占所有转移的10%~20%。这是因为从血液循环来看,肺是全身静脉血液的必经之地,特别是途径毛细血管时,肿瘤细胞很容易在此"安营扎寨"。

94 大肠癌肝转移能否手术?

大肠癌肝转移仍首推手术切除。

大肠癌肝转移手术指征

- 肝转移灶能切除。
- 无其他部位或脏器的转移或其他部位的转移灶亦可以全部切除。
- 患者能耐受肝切除术。切除后的5年生存率仍可达15%~25%。但大肠癌的肝转移往往呈弥散性生长,实际上只有10%~15%的病例能进行肝叶切除术,且切除后仍易复发。

95 大肠癌肺转移能否手术?

大肠癌肺转移的手术适应证是:①全身情况良好,能耐受肺切除术;②原发病灶根治后没有复发;③无其他部位转移或其他部位的转移灶亦可以全部

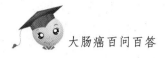

切除;④肺转移灶能够行切除术。

96 化疗在肿瘤治疗中的作用有哪些？

随着肿瘤发病率的不断上升,癌症患者对于化疗的了解也越来越多。许多癌症患者都谈"化"色变。大肠癌患者同样也有这样一种疑问:"我的病情是不是也要遭遇化疗呢?"不幸的是,几乎所有的大肠癌患者都有可能接受化疗。手术和放疗只是一种局部治疗方法,虽然很彻底,但毕竟只对一定区域内的肿瘤起作用。然而有些肿瘤,即使是早期切除,仍有复发和转移的可能。因此,当我们逐渐认识到肿瘤是一种全身性疾病的时候,治疗策略就要调整为立足局部,放眼整体。化疗的过程是药物通过血液分布于全身各处,所以对全身各处的肿瘤细胞都有杀伤作用。

97 大肠癌的化疗分类？

(1)辅助化疗。指对肿瘤原发灶进行手术切除或放疗后化疗,也称术后或放疗后化疗。

(2)新辅助化疗。这种方式化疗与辅助化疗的情况正好相反,是在患者手术或放疗前进行化疗。因为有的肿瘤虽然是局限性的,但肿块较大或局部浸润明显,立即进行手术治疗存在困难,或者认为先手术会给患者带来较大的创伤。

(3)治疗晚期患者。晚期患者肿瘤多已全身扩散,不再适用于手术或放疗等局部治疗,化疗成为主要的治疗方法。

98 什么是新辅助化疗的目的？

一是希望化疗后局部肿瘤缩小,创造手术切除肿瘤或放疗的条件,减少局部治疗的损害;二是对可能存在的微小转移灶进行清除,从而改善预后。

温馨提示

此外,通过手术标本病理检查的结果还可以了解化疗对癌组织产生的影响,为术后化疗药物的选择提供了依据。

99 手术后或放疗后的患者为什么要行辅助化疗？

不少肿瘤患者会错误地认为自己通过手术或放疗已经"治好"了肿瘤，无须再做化疗。局限性肿瘤用手术或放疗治疗只能治愈一部分患者，而多数情况下局限性肿瘤已经发生了微小转移，这是今后复发或转移的原因。微小转移灶在原发灶的切除或放疗后，增生可以变得活跃起来，加上此时全身肿瘤负荷处在很低的情况下，这都将有利于化疗发挥杀灭作用。消除了亚临床微小转移，有助于提高术后或放疗后患者的治愈率。因此，手术后或放疗后的患者绝不能高枕无忧，而应一鼓作气，继续化疗，乘胜追击，直到彻底消灭每一个癌细胞为止。

100 晚期患者需要化疗吗？

一部分患者在确诊癌症时已到了晚期阶段，还有一部分患者肿瘤治疗不充分或充分治疗以后仍因复发或转移而进入晚期。复发或转移固然难治，但患者要坚定信心，不要放弃治疗的机会。对晚期肿瘤，化疗是达到治愈、好转、提高生存质量、延长生存期的有效治疗方法。

101 术后是否需要辅助化疗？

主要取决于术后大肠癌的病理分期。

（1）Ⅰ期的大肠癌患者，单纯手术已能彻底切除病变并取得良好的治疗效果，术后可以不必化疗。

（2）Ⅱb～Ⅲc期的大肠癌患者，肿瘤往往已经侵犯肠壁的最外层浆膜层，或是已有局部淋巴结转移，因此需要术后辅助化疗。

（3）比较特殊的是Ⅱa期的患者，根据以往多项研究数据证明，在所有接受术后辅助化疗的大肠癌患者群体中，Ⅲ

温馨提示

Ⅱa期患者如果存在以下危险因素建议接受术后辅助化疗：术后检出淋巴结数目<12个，穿孔，肿瘤周围淋巴管、血管、神经浸润，组织学分化差。

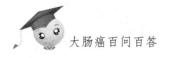

期较 II 期获益明显。

102 术后身体恢复到什么情况可以接受化疗？

根据国外的研究报道，术后 24 小时和术后 3 个月开始化疗的患者生存期没有明显的区别，但是化疗的毒副作用明显不同。现在一般主张在手术后 3~4 周开始化疗比较好，此时患者的身体已经从手术中恢复过来，饮食已基本过渡至正常，可以较好地耐受化疗。

103 为什么有些患者先手术后化疗，而有些患者先化疗后手术呢？

外科手术为局部治疗方法，治疗的重点在病变局部，主要在于控制肿瘤局部的生长和局部扩散，尤其是淋巴结的转移。化学治疗属于全身性治疗方法，除了控制局部的肿瘤生长以外，更重要的在于还能治疗远处的转移灶。应根据对患者初始情况的综合评估制订合理的治疗方案。如果肿瘤局限，没有远处脏器的转移，能够达到根治性切除的患者，我们建议其先行根治性手术，术后根据病理

> **温馨提示**
>
> 在治疗观念上，就应当结合肿瘤的生物学特性、患者的机体状况和现代肿瘤治疗技术，制订一个更加符合实际的治疗方案，以指导整个治疗过程。

分期决定是否需要行辅助化疗。而有些患者就医时就已经是晚期，失去了根治性手术的机会，必须先通过化疗控制全身情况。其中一部分治疗效果好的患者经过化疗后可以进行下一步的根治性手术。因为每个患者的体质有所不同，所患肿瘤的大小不一样，侵犯的器官不一样，产生的并发症也不一样。

104 大肠癌化疗的费用一般需要多少？

大肠癌的化疗包括治疗药物和辅助用药两部分。治疗药物就是化疗药，大肠癌常用的化疗药物包括奥沙利铂、伊立替康、氟尿嘧啶、卡培他滨、替吉奥胶囊等；辅助用药主要是为了预防化疗药物的副作用及保护脏器功能，主要包括止吐、保

护胃黏膜及肝肾功能、提高免疫力等药物。根据所选药物是否为进口药物,化疗1次的费用一般是8000~15 000元。每个患者具体情况不同,费用也有区别。

105 大肠癌常用的化疗药有哪些?

(1)氟尿嘧啶。抗瘤谱较广,主要用于治疗消化道肿瘤。在体内先转变为氟-2-脱氧尿嘧啶核苷酸,后者抑制胸腺嘧啶核苷酸合成酶,阻断脱氧尿嘧啶核苷酸转变为脱氧胸腺嘧啶核苷酸,从而抑制DNA的生物合成,也就是其可以阻止肿瘤细胞复制。

(2)奥沙利铂。属于新的铂类抗癌药,与5-氟尿嘧啶和亚叶酸(甲酰四氢叶酸)联合应用。一线应用治疗转移性结直肠癌;辅助治疗原发肿瘤完全切除后的Ⅲ期(Dukes C期)结肠癌。

(3)伊立替康。是喜树碱的衍生物,特异性地作用于拓扑异构酶Ⅰ。适用于晚期大肠癌患者的治疗;与5-氟尿嘧啶和亚叶酸联合治疗既往未接受化疗的晚期大肠癌患者;作为单一用药,治疗经含5-氟尿嘧啶化疗方案治疗失败的患者。

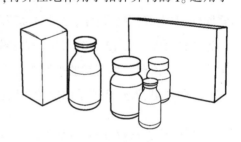

106 奥沙利铂特有的副作用及注意事项有哪些?

奥沙利铂的剂量限制性毒性反应是神经系统毒性反应。主要表现在外周感觉神经病变,表现为肢体末端感觉障碍、感觉异常,伴或不伴有痛性痉挛,通常遇冷会激发。这些症状在接受治疗的患者中的发生率为95%,随着治疗周期的增加,症状也会

温馨提示

患者在接受含奥沙利铂的方案化疗中,需要注意保暖,饮食上忌生冷食物,日常生活中应尽量避免接触任何"冷、凉"的来源。

逐渐加重。在治疗间歇期,症状通常会减轻。在大多数情况下,神经系统的症状和体征在治疗停止后可以得到改善或完全消退。在大肠癌的辅助治疗终止6

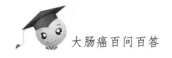
个月后,87%的患者不再有任何症状或仅有中度症状。

107 伊立替康特有的副作用及注意事项有哪些?

伊立替康可以引起早发性和迟发性腹泻,它们由不同的机制产生。两种腹泻都可能是严重的。

早发性腹泻通常在静脉滴注盐酸伊立替康时或结束后的短时间内发生,是因为胆碱能作用所致。它通常是暂时性的,很少为严重性的。有可能同时伴有鼻炎、流涎增多、瞳孔缩小、流泪、出汗、潮红、心动过缓和可引起腹部绞痛的肠蠕动亢进等症状。可在使用伊立替康前预防性的使用硫酸阿托品。

迟发性腹泻通常在使用本品 24 小时后发生,滴注后第 5 天前后出现者较为多见,持续时间可能较长,严重者可导致脱水、电解质紊乱或感染,甚至危及生命。一旦出现粪便不成形或稀便,或排便频率比以往增多时就要开始使用易蒙停(洛哌丁胺)进行治疗。给药方案为:首剂 4mg,然后每 2 小时给予 2mg,直至患者腹泻停止后 12 小时。不建议连续使用易蒙停 48 小时以上,亦不建议易蒙停预防性给药。须密切监护腹泻患者,如果出现脱水要补充水和电解质;如果出现肠梗阻、发热或严重的中性粒细胞减少需给予抗生素治疗。

108 进口化疗药物的疗效一定比国产的好吗?

目前尚无明确的数据证实进口与国产化疗药物孰好孰坏,所以选择药物时无须纠结是国产还是进口。根据临床经验,国产化疗药在疗效、耐受性及副作用等方面与同类进口药相比,并无明显差别。但是,国内外制药工艺存在差距,进口化疗药相对国产药物来讲工艺更先进。另外,目前肿瘤治疗的临床研究中所用化疗药均选用进口药物,有较为可靠的数据支持。但有些进口化疗药的价格较国产药物昂贵许多,由于对抗肿瘤的治疗是一场"持久战",因此在治疗上患者也要考虑经济因素。

109 化疗常见的副作用有哪些? 可以预防和治疗吗?

随着对化疗了解的不断深入以及预防性新药的应用, 化疗已远远没有之前人们想象的那样可怕了。过去困扰临床医师和患者的骨髓抑制、呕吐、脱发等化疗副作用都有了很好的处理办法。但是副作用的严重程度不能代表化疗作用的好坏，只能表明身体对治疗的反应。其中，恶心呕吐、骨髓抑制、脱发是化疗中最常见，往往也是患者比较关注的副作用。

(1)呕吐。是人体对有毒物质正常的保护性生理反应，这种反应因药而异，也因人而异。有些人可能仅有轻微的恶心，而较为严重的则会在化疗期间甚至出院一段时间后一直剧烈呕吐。目前临床上已经在化疗前预防性应用中枢性止吐药物了，剧烈呕吐的情况已经很少见了。另外，小剂量激素的应用也可以明显缓解患者的恶心呕吐症状。患者需要注意的是，在化疗期间要尽量饮食清淡，不要进食油腻、刺激性的食物；可以少吃多餐，避免过饱，回避气味强烈的东西；不要过分关注化疗，与家人、朋友多交谈，或者听音乐、看电视，分散注意力。

(2)骨髓抑制。主要表现为白细胞、血小板和红细胞计数的减少，其中白细胞减少更为多见。白细胞的降低一般出现在用药后 10~14 天，常于用药后 2~3 周恢复。白细胞的主要作用是抵御有害细菌、病毒对人体的侵害，所以严重的骨髓抑制、粒细胞的减少，是肿瘤患者并发感染的重要危险因素。因此，对白细胞减少的情况要特别注意。化疗期间避免到人群密集的地方，也请家人、朋友不要过多探望，尤其是不要与有感冒、发热的人接触，尽量减少可能的感染机会。化疗后要定期复查血常规，白细胞总数在 $2.0×10^9/L$ 以下的患者，应该给予G-CsF(粒细胞集落刺激因子)治疗。严重的骨髓抑制要及时就诊，以免并发严重的感染。

(3)脱发。注重形象的患者对于脱发这一副作用尤其介意。但目前仍然无法用药物来防止脱发。当然并不是所有的方案都会导致脱发，即使出现大家也不要过分担忧，因为一般来讲，停药 1~2 个月后，头发会重新长出，而且往往比以前更黑更有光泽。

110 大肠癌患者化疗后出现口腔溃疡怎么办?

口腔溃疡是大肠癌患者化疗后常见副作用，预防及护理常用以下几种方法。

(1)化疗前后保持口腔清洁，坚持常规有效的漱口方式。可选用漱口液漱

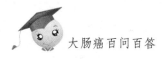

口,早晚刷牙,餐后冷开水用力漱口 3~5 次,每次 20 秒以上;清洁口腔后可在溃疡面涂搽凉爽舒适的药物,如珍珠粉、碘甘油涂剂等。

(2)多喝水,每天饮水 1500~2000mL,大量尿液可促使化疗药物的代谢产物从肾排出。

(3)化疗患者应尽量避免佩戴口腔器具,及时治疗牙龈炎、龋齿等口腔疾病,戒烟、戒酒。

(4)口腔黏膜炎的饮食调整。进食大量的蔬菜、富含维生素的水果等;补充高营养流质或半流质,如莲子羹、银耳羹、牛奶、豆浆、鲫鱼汤;适量口服维生素C、维生素 E、B 族维生素等;避免食用过热、过酸、油炸及刺激性食物。

(5)如口腔溃疡面继续扩大加深,还需到医院就诊。

111 目前大肠癌常用化疗方案有哪些?

主要有以下 3 种。

(1)XELOX。奥沙利铂+卡培他滨。每 3 周为一个治疗周期,2 个周期治疗后需进行全面复查并评价疗效。

(2)FOLFOX。奥沙利铂+5-氟尿嘧啶+亚叶酸钙。每 2 周为一个治疗周期,3 个周期治疗后需进行全面复查并评价疗效。

(3)FOLFIRI。伊立替康+亚叶酸钙+5-氟尿嘧啶。每 2 周为一个治疗周期,3 个周期治疗后需进行全面复查并评价疗效。用药期间患者需定期监测血常规、肝肾功能。

112 如何选择化疗方案?

接受过化疗的大肠癌患者经常会对一些不认识的字母组合感到好奇,"XELOX"是什么?为什么我的方案是"mFOLFOX6",而他的是"FOLFIRI"。这些患者眼中奇怪的字母组合是大肠癌常用联合化疗方案的名称缩写。具体临

温馨提示

目前术后辅助治疗中较为常用的联合用药方案是"XELOX" 和"mFOLFOX6"方案。

床上应用哪种方案要根据治疗的目的、患者对此方案副作用的耐受情况、联合靶向药物治疗的效果,以及方案的便利程度区别对待。

113 什么是"肿瘤耐药"?

根据肿瘤细胞的耐药特点,耐药可分为原药耐药和多药耐药两大类。原药耐药是指对一种抗肿瘤药物产生抗药性后,对非同类型药物仍敏感;多药耐药性是指一些癌细胞对一种抗肿瘤药物产生耐药性,同时对其他非同类药物也产生抗药性,是造成化疗失败的主要原因。影响化疗效果的一个重要原因是肿瘤发生了对细胞毒药物的耐药性。因此,耐药性的产生机制,尤其是多药耐药性问题是目前研究的一个重点。

114 什么是放疗?

用各种能量的放射线杀伤癌组织的手段称为放疗。放射治疗作为治疗恶性肿瘤的一个重要手段,对于许多癌症可以产生较好的效果。放疗可单独应用,也可与手术、化疗等方法相结合。作为综合治疗的一部分,放疗可以提高癌症的治愈率。在手术前先做一段时间的放疗可以使肿瘤体积缩小,还可为原来不能手术的患者争取到手术的机会。对晚期癌症则可通过姑息性放疗达到缓解压迫、止痛等效果。放射治疗的原则是在正常组织能够耐受的条件下,最大限度地杀灭肿瘤细胞。

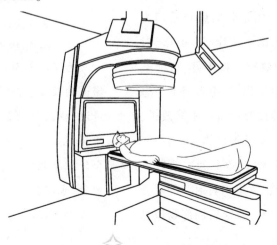

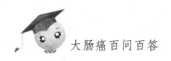
115 哪些大肠癌患者需要接受局部放疗？

直肠癌的治愈率与肿瘤的局部控制状态密切相关。放射治疗是除手术之外最有效的局部治疗手段。因此，局部放疗是直肠癌主要的治疗方法之一。通常与其他的治疗方法联合起来应用，从而达到更好的治疗目的。这种治疗方法不仅可以减少手术后的复发风险，提高根治的可能，还有助于对已经出现转移、复发的患者缓解症状，延长寿命。对于局部晚期直肠癌、低位直肠癌、合并并发症以及已经侵犯周围组织器官的直肠癌患者，建议进行术前放疗。术前放射治疗不仅能缩小肿瘤体积，使已经转移的淋巴结缩小或消失，还可以减轻癌性粘连，降低肿瘤细胞活性以及闭合脉管，从而达到降低手术种植、肿瘤分期的目的，提高手术成功率。腹膜反折以下的直肠癌患者术后通常需要接受局部放疗，以提高直肠癌局部控制率，从而达到预防远处转移及局部复发的目的。

> **温馨提示**
>
> 近几十年宫颈筛查的普遍应用，使宫颈癌和癌前病变得以早期发现和治疗，宫颈癌的发病率和死亡率已有明显下降。

116 大肠癌放疗后最常见的并发症及注意事项有哪些？

放疗的副作用是肿瘤患者密切关注的问题。过去由于放疗经验有限，对放射剂量、生物效应掌握不好，可能造成较严重的放射损伤，给患者留下了恐惧的印象。随着放疗设备的不断改进，当前放疗后的反应是很轻的。

其中，放射性直肠炎为主要并发症。由于肠道的正常组织对射线的耐受性比肿瘤组织要差，放疗后局部肠道黏

> **温馨提示**
>
> 为了减轻放疗期间大肠肠道的反应，宜食用易消化、清淡、少油腻的食物，可以食用半流饮食或少渣饮食，忌含纤维素较多的食物及辛辣刺激、寒凉食品。

膜水肿,临床上常表现为里急后重感、大便次数增多、黏液血便。根据反应的程度分为轻、中、重 3 级。

轻度:大便次数 3~5 次/天,无黏液血便,无须特殊治疗。

中度:反应位于轻、重度之间。

重度:大便次数明显增多,10~20 次/天,主要为黏液或鲜血,需药物治疗,病程较长。

放射性直肠炎起病较慢,结束放疗后数月至数年都有发生。另外,手术后腹腔粘连、组织低氧、化学药物等可以加重放射性损伤。因此,在放疗过程中要随时注意放疗反应,及时向医生报告,以便对出现的副作用及时采取相应的治疗措施。

117 术前放疗能否提高直肠癌患者的保肛率?

目前大量临床研究发现,在手术前若能进行放化疗可减少局部复发。放化疗与手术结合的综合治疗可有效地降低局部复发可能。对中晚期的直肠癌,采用先放化疗然后手术的综合治疗模式比先手术然后放化疗的模式拥有更好的肿瘤局部控制率,治疗的毒性反应较低,而且可增加保留肛门的机会。目前在欧美国家,先放化疗然后手术的综合治疗模式已成为直肠癌治疗的标准模式。通过手术前放化疗可使肿瘤缩小,使肿瘤的病期降低,从而增加手术切除率和保肛率,改善患者的生存质量。

118 什么是介入治疗?

40%~50%的大肠癌患者就诊时即为晚期,并伴随其他脏器转移,而肝脏是大肠癌最常见的转移部位。局限或单发的肝转移灶尚有手术切除的可能,可是临床上更为多见的是多发、弥散的大肠癌肝转移。因此,全身治疗后肝转移灶的局部控制显得尤为重要。介入治疗,简单地讲就是在不开刀暴露病灶的情况下,在血管、皮肤上做直径几毫米的微小通道,或经人体原有的管道,在影像设备(血管造影机、透视机、CT、MRI、B 超)的引导下对病灶局部进行治疗的创伤性最小的治疗方法。介入治疗的特点是创伤小、简便、安全、有效、并发症少和

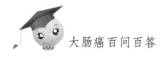

明显缩短住院时间。

119 什么情况下需要介入治疗？

对于肝转移病灶，介入治疗能够尽量把药物局限在病变的部位，而减少对身体其他器官的副作用。部分肿瘤在介入治疗后失去活性，相当于外科切除的效果。根据肿瘤的大小、数目、与血管的位置以及血供情况，可选择超声引导下肝转移灶微波(射频)消融术或肝动脉插管化疗栓塞(灌注)。

120 什么是超声引导下肝转移灶微波射频消融术？

在 B 超引导下，将射频发生器产生的射频，经电极针定点发射到肝转移灶中心，在高频交流电作用下，瘤内离子往复高频震动，离子间摩擦产热，热度可达 40℃~60℃，肿瘤组织不比正常组织耐热，这种温度足以使肿瘤细胞脱水，细胞内蛋白变性，细胞凝固、坏死，以后逐渐被机体吸收排出体外，达到不用开刀消除肝转移瘤的目的。

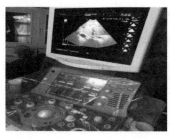
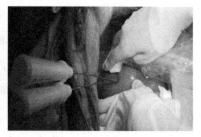

121 什么是大肠癌的分子靶向治疗？

随着对大肠癌分子遗传学和生物学的研究不断进步，我们认识到虽然大肠癌的生物学复杂、多变，且处于动态变化中，但是还是存在着多条驱动肿瘤生长、应答的信号通路。而针对这一特异性细胞信号转导和其他生物学途径，来设计相应的药物治疗，就是靶向治疗。大肠癌的靶向治疗目前来看一般是针对肿瘤的新生血管生成为靶点，或者以表皮生长因子受体(EGFR)介导的信号通路为靶点，以及联合抑制血管内皮生长因子(VEGF)和表皮生长因子受体(EGFR)多靶点治疗方式。靶向药物可以通过多种途径干扰肿瘤细胞的增殖和播散。大肠癌的分子靶向治疗一般不单独使用,主要与细胞毒药物联合使用,使临床疗效得到了显著改善,生存率明显提高。

大肠癌的分子靶向治疗方式

- 干扰和阻断细胞分裂,抑制细胞增殖并促进其凋亡。
- 直接作用于与凋亡相关的分子,诱导肿瘤细胞的凋亡。
- 通过刺激和激活免疫系统,直接识别和杀伤肿瘤细胞。正是由于靶向治疗的出现,促进了肿瘤个体化治疗的发展。

122 目前国内应用于大肠癌靶向治疗的药物主要有哪些?

目前国内大肠癌的靶向治疗药物主要有抗血管内皮生长因子(VEGF)单抗和抗表皮生长因子受体(EGFR)单抗两大类。其中包括:

(1)贝伐珠单抗。它是人源化单克隆抗体 IgG1,高亲和性结合 VEGF 的所有亚型,阻止 VEGF 与血管内皮生长因子受体(VEGFR)的结合,中和 VEGF 的生物学效应。多项研究表明,血管的高密度与肠癌的复发、转移具有强相关性。贝伐珠单抗通过抑制血管内皮生长因子的活性,减少了肿瘤血管生成,抑制了癌细胞生长、迁移、浸润,诱发其凋亡。

(2)西妥昔单抗。它是人鼠嵌合型单克隆抗体 IgG1,结合 EGFR 胞外结构域的能力2倍于自然配体。通过对与表皮生长因子(EGF)受体结合的酪氨酸激酶(TK)的抑制作用,阻断细胞内信号转导途径,从而抑制癌细胞的增殖,诱导癌细胞的凋亡,减少基质金属蛋白酶和血管内皮生长因子的产生。

(3)帕尼单抗。它是一种完全人源化 IgG2 单克隆抗体,与 EGFR 有更强的亲和力,可以阻断配体诱导的 EGFR 下游信号途径的激活。普遍认为帕尼单抗通过促进细胞凋亡,抑制血管生长以及肿瘤侵袭和转移来发挥抗肿瘤效应。

123 哪些大肠癌靶向药物使用前需要做基因检测及检测项目?

靶向药物的出现进一步拓展了肿瘤个体化治疗。而通过对患者的基因检测进一步将患者分型分类,为靶向药物的使用提供了有效的依据。在大肠癌中使用的分子靶向药物中抗-EGFR 单抗在使用前需要做基因检测。抗-EGFR 单

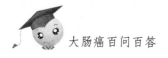

抗主要包括西妥昔单抗和帕尼单抗。通过相关基因检测以明确其是否合适使用靶向药物。随着科技及经济的进步,基因检测必将作为肿瘤个体化治疗中极为重要的一环,用于指导患者靶向治疗。

使用靶向药物前需行的检测

- RAS 检测(包括 K-RAS、N-RAS),该基因的突变与未突变对于靶向药物抗-EGFR 抗体的使用具有指导意义。有研究表明,突变型患者使用抗-EGFR 抗体无明显获益,所以不建议使用。
- BRAF 检测,有研究表明,似乎由于 BRAF 突变,患者无法从抗-EGFR 抗体治疗中获益。

124 哪些大肠癌患者需要接受靶向治疗?

在选择靶向药物时,首先要评估一下患者的类型是不是适合用某一种靶向药物,并了解用了这个药物以后可能获益多少,有哪些副作用,将来获益可能达到什么样的水平,这些都是需要在用药以前了解的情况。通常来说,靶向治疗在转移性结直肠癌患者中应用较多,一般常用的靶向药物国内主要有抗血管内皮生长因子(VEGF)单抗和抗表皮生长因子受体(EGFR)单抗。对于抗血管内皮生长因子(VEGF)单抗的使用,因其是抗血管生成的药物,对于患者一般情况尚可,无明显出血倾向者可以使用。而对于抗-EGFR 抗体的应用,在使用前需行 RAS 基因检测(包括K-RAS、N-RAS)以明确是否突变。RAS 基因野生型的患者,有效率较高,可以使用。而 RAS 基因如果是突变型的患者,因其获益率较低,目前不建议使用。

125 贝伐珠单抗的主要副作用及注意事项有哪些?

靶向药物与传统的细胞毒药物相比,其毒性明显减少,而其表现方式因其作用位点的不同,也不尽相同。

对于抗血管生成药物(贝伐珠单抗)来说,主要的副作用

- 胃肠道穿孔。
- 瘘:在采用贝伐珠单抗治疗时,患者发生瘘的风险可能增加。
- 出血:采用贝伐珠单抗治疗的患者出血的风险加大,特别是与肿瘤有关的出血。

- 肺出血(咯血):采用贝伐珠单抗治疗的非小细胞肺癌患者可能面临着发生严重的、在某些病例中甚至是致命的肺出血(咯血)的风险。
- 高血压:在采用贝伐珠单抗治疗的患者中,观察到高血压的发生率有所升高,建议在采用贝伐珠单抗治疗的过程中,对血压进行监测。
- 可逆性后脑白质脑病综合征(RPLS)。
- 动静脉血栓栓塞。
- 充血性心力衰竭。
- 伤口愈合并发症:贝伐珠单抗可能对伤口愈合产生不良影响,重大手术后应该在手术创口完全愈合或术后4周后再开始贝伐珠单抗治疗。

126 什么是生物治疗?

生物治疗是一个广泛的概念。近年来,生物治疗已被视为继手术、放疗和化疗后发展的第四治疗模式,可以涉及一切应用生物大分子进行治疗的方法,种类十分繁多。其主要是免疫治疗,已成为目前肿瘤治疗研究的热点。肿瘤生物治疗是指通过机体防御机制或生物制剂的作用来调节机体自身的生物学反应,从而抑制或消除肿瘤生长的治疗方法,是利用和激发机体的免疫反应来对抗、抑制和杀灭癌细胞。它包含肿瘤的基因治疗和肿瘤免疫治疗。伴随近年来人类基因组研究取得的丰硕成果,以免疫治疗为主的生物治疗已成为大肠癌治疗中最为活跃的研究领域之一,并逐渐成为临床上重要而有效的辅助治疗手段。生物治疗从操作模式上可分为非细胞治疗和细胞治疗。细胞治疗是指利用患者自体(或异体)的成体细胞(或干细胞)对组织、器官进行修复的治疗方法。广泛用于骨髓移植、晚期肝硬化、股骨头坏死、恶性肿瘤、心肌梗死等疾病。生物治疗的主旨是提高自身的免疫力,肿瘤的有效治疗依赖于手术、放疗、化疗和免疫治疗等多方法的有效配合,即综合治疗。

> **温馨提示**
>
> 生物治疗是指通过各种方式,激发和增强肿瘤患者免疫功能。

127 生物治疗的适应证和禁忌证有哪些?

(1)适应证。生物治疗已被视为继手术、放疗和化疗后发展的第四种治疗

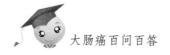

模式。对于部分行手术、放化疗都无效的患者来说,生物治疗不失为一种有益的尝试。生物治疗适用于多种实体肿瘤,包括恶性黑色素瘤、前列腺癌、肾癌、膀胱癌、卵巢癌、结肠癌、直肠癌、乳腺癌、宫颈癌、肺癌、喉癌、鼻咽癌、胰腺癌、肝癌、胃癌等实体瘤,手术后防止其复发,也可以用于多发性骨髓瘤、B细胞淋巴瘤和白血病等血液系统恶性肿瘤的复发,还可以用于上述肿瘤的进一步巩固治疗,达到延长生存期、提高生存质量和抑制肿瘤恶化的目的。运用正常人赖以生存而肿瘤患者表达较低的生物细胞因子调动机体自身的免疫力量达到抗肿瘤作用,与放疗和化疗相比,副作用很小;通过主动免疫能够激发全身性的抗肿瘤效应,作用范围更加广泛,特别适用于多发病灶或有广泛转移的恶性肿瘤。

(2)禁忌证。生物治疗不适用于T细胞淋巴瘤患者,器官移植后长期使用免疫抑制药物和正在使用免疫抑制药物的自身免疫病的患者。

128 肿瘤患者的免疫系统和正常人有什么区别?

正常人的免疫系统具有识别和排除抗原性物质、维持机体生理平衡和稳定的作用,即免疫监视、免疫防御和免疫稳定。目前免疫功能对肿瘤的发生、发展产生的确切影响尚未完全明了。正常情况下,机体可以发现并消灭体内出现的少量异常细胞,防止细胞发生癌变。但在肿瘤恶性转化增殖过程中,肿瘤可以通过多种机制逃避免疫监视,而为机体免疫系统所耐受。肿瘤免疫是研究肿瘤的抗原性、机体免疫功能与肿瘤发生发展的相互关系、机体对肿瘤的免疫应答及其抗肿瘤免疫的机制、肿瘤的免疫诊断和免疫防治的科学。可以设想,肿瘤细胞可能存在着与正常组织不同的抗原成分,通过检测这种抗原成分或用这种抗原成分诱导机体的抗肿瘤免疫应答,从而达到诊断和治疗肿瘤的目的。

129 大肠癌免疫治疗的技术是否足够成熟和安全?

免疫治疗是目前最为成熟、应用最为广泛的肿瘤生物治疗方法。肿瘤生物治疗将成为日后癌症肿瘤治疗的主导。肿瘤免疫治疗作为一种新兴的治疗手段,在提高患者的免疫应答能力、缓解放疗和化疗的毒副作用、抑制残留癌细胞的生长等方面表现出非常重要的作用。但目前生物治疗在临床上仅对少数肿瘤有效,还仅作为手术、化疗和放疗的辅助措施。

130 大肠癌免疫治疗的优势和劣势各是什么?

（1）优势。目前,手术仍是大肠癌的主要治疗方法,但疗效几乎已达极限,进一步提高生存率将依赖综合治疗水平的进步。化疗以其全身治疗效果而用于杀灭原发肿瘤病灶及其微量转移病灶。然而,尽管按照作用机制互补和副作用避免重叠的原则将几种化疗药物作为化疗方案联合应用,大多数的大肠癌患者仍难以治愈。此外,化疗方案的各种毒副作用常损害正常组织,从而降低患者的生存质量。肿瘤的复发及转移是导致患者死亡的主要原因,这是因为机体存在可让肿瘤细胞逃脱免疫监视机制的因素,即免疫逃逸和免疫耐受机制。其原因是肿瘤细胞缺乏确切的特异抗原,肿瘤抗原的调变,肿瘤细胞免疫原性弱。同时肿瘤形成后机体的免疫功能进一步受抑制,包括:肿瘤患者的树突状细胞数量下降,功能受到不同程度的影响;淋巴细胞数量减少且功能受到抑制;肿瘤细胞分泌抑制性因子（如 IL-10、TGF-β 等）;肿瘤细胞诱导抑制性免疫细胞阻碍抗肿瘤免疫效应。因此,如何有效地调动免疫系统杀伤肿瘤细胞的能力就是免疫治疗的关键。而且,生物（免疫）治疗在大肠癌综合治疗中受到越来越多地重视。

（2）劣势。生物治疗是一种尚处于研究阶段的治疗方法,对于其副作用还没有较完善的循证医学支持,但在医疗工作者的临床工作中可以总结出一些较常见的副作用供广大患者参考,如寒战、发热、恶心、肌痛、关节痛、过敏、牙

温馨提示

尽管如此,相信随着新的基因被发现,新的作用机制被阐明,人们对癌变发展分子生物学的进一步认识,生物治疗在大肠癌等恶性肿瘤的综合治疗中将发挥越来越大的作用,展示出更广阔的临床应用前景,必将成为人类医治恶性肿瘤的重要手段。

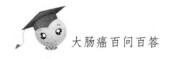

龈萎缩、牙周炎、牙痛、牙龈出血、口腔溃疡等。

131 大肠癌中西医治疗有什么不同？

(1)中医治疗大肠癌的理论和药物，与西医有着较大的不同。辨证思维是中医的主要思维方式，充分体现了疾病现象与本质的内在联系，普遍性与特殊性的结合。而以人为本的整体观是中医治疗大肠癌最主要的指导原则。

(2)中医认为大肠癌是全身疾病的局部反应，在治疗上最突出的特点是辨证论治。恶性肿瘤是一类全身性疾病，局部治疗往往不能达到根治的目的。在肿瘤的治疗中，不但要注意肿瘤灶的消除，而且更要重视整个机体的抗癌能力。肿瘤灶的消除或控制可以改善全身状况，而全身状况的好转及抗癌能力的增强又可抑制肿瘤细胞的增殖、浸润与转移。肿瘤本身是全身病变的局部表现，肿块也会影响到全身，治疗时也应重视局部与全身的轻重。例如，对于全身情况较好的早期肿瘤，应侧重于应用攻法，祛除肿瘤。对于全身状况较差的晚期患者，则应侧重于调整全身，扶正培本，以补为主。

> **温馨提示**
>
> 中医和西医各有自己的优点，但也都有其不足之处。中医的长处正是西医的不足，中医的短处则正是西医的长处。中西医结合治疗恶性肿瘤，不但在理论上能取长补短，而且在具体临床治疗过程中更能相互协同，取得更好的疗效。

132 得了肿瘤是看中医，还是看西医呢？

中医与西医的治疗方法各有优缺点。因此，中西医结合治疗能取长补短、提高疗效，不仅是合理的，也是势在必行的。单纯用西医的治疗方法，在消除局部病灶、争取根治方面有较好的作用，但存在许多的毒副作用，"敌我不分"。西医所用的放疗、化疗在抑制肿瘤瘤细胞增殖的同时，对机体正常的组织细胞也具有不同程度的破坏损伤，这种破坏作用常表现为毒性反应，给患者带来一些伤害。相反,中医药在祛邪抗癌的同时,不伤或少伤正气,并可攻补兼施,特别是对中晚期或虚弱的患者,中医的"扶正培本"治疗可以提高机体免疫功能。但是,单纯中医药治疗要彻底根除病灶较困难,杀灭肿瘤细胞作用不够强,对肿瘤局部病灶的针对性不是很高。以前那种单纯的西医治疗或中医治疗有必要被中西医结合治疗所代替。两者结合,可相互协同,取长补短,使肿瘤治疗的远期疗效不断提高。因此我们认为,在对恶性肿瘤选择治疗方法时,应该把中西医结合起来。

133 中医何以治本?

大肠癌的本是什么?中医对患者是从全身出发加以考虑的,而不是仅局限在肿瘤病灶本身。对多数患者来说,局部治疗往往不能达到根治的目的,所以在肿瘤的治疗中,不但要注意肿瘤灶的消除,而且更要重视整个机体的抗瘤能力,所以中医的整体观对肿瘤的治疗具有重要的指导意义。正气是人体抵抗疾病、清除病邪的根本,在肿瘤发生发展中起着决定性作用。肿瘤之所以生成,是因为正气不足,邪气踞之,积之成也。正气的不足,是肿瘤形成和发展的根本条件。中医认为,大肠癌的形成常先有亏虚,而后邪毒入侵,即所谓"邪之所凑,其气必虚""正气存内,邪不可干"。大肠癌形成之后则进一步耗气伤血,气血瘀滞,更使正气亏虚,导致病情进一步恶化。因此治病必从治本着手,补虚挟正,培本固元,益气补血,补肾健脾。调理脾胃以保"后天之本"。改善营养,增强机体抗癌能力。调理肾阴肾阳以善"先天之本",现代医学研究证实,许多补肾药能增强细胞免疫功能。何时祛邪,何时扶正,关键在于时机。在治疗肿瘤时,中医习惯用正、邪之类的说法。在中医看来,肿瘤的形成和发展,无非是正、邪两方面关系的变化。在正气强时,邪不能入侵,癌肿也不会形成。当正气因种种原因而虚弱时,邪就能入侵,就能表现出种种变化。正邪交争,反映在整个癌肿形成、发展过程中。在肿瘤发展过程中,正邪两方的斗争决定着肿瘤的转归预后。若正气逐渐恢复,邪气逐渐衰弱,则病情好转,预后良好。反之,则病情恶化,预后不良。

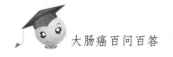

　　大肠癌的中医治疗,基本上可归纳为扶正与祛邪两个方面。究竟以扶正为主,还是以祛邪为主,必须首先根据患者的临床表现,如舌苔、脉象等,运用中医的理论为指导,进行辨证,分清虚实,然后立法处方。同时要认识到本病的根本在于癌组织的恶性发展,要根据整体与局部的具体表现,扶正与祛邪相结合。所谓扶正就是增加人体的抵抗力,即应用补法,如益气健脾、补肾养阴。祛邪就是消除肿瘤这一病变对人体造成的危害,即应用攻法,如清热解毒、活血化瘀、软坚散结。对于早期病变,邪气猖獗但正气不衰时,以攻法为主,还应辅助正气。对于晚期患者,久病体虚,精气耗伤,正气虚弱,以补法为主。一般情况下,正虚邪实,正不胜邪,则采用扶正祛邪、攻补兼施的法则。中医治疗的理论基础和所用的药物与西医有着很大的不同,由于它是几千年来实践经验的总结,因此在治疗肿瘤方面有着相当独特的疗效,在许多方面可补西医之不足。其中一个有名的理论就是"扶正培本"。通过实验和临床研究证明,"扶正培本法"有以下主要作用:提高肿瘤化疗、放疗的疗效,延长生存期;减轻放疗、化疗的副作用;提高和调整机体的免疫功能与抗癌能力;改善骨髓造血功能,减轻或消除恶性肿瘤的副作用,提高和改善机体的新陈代谢功能;调整内分泌功能及增强体液调节作用;提高细胞内环核苷酸的含量,使恶性循环性肿瘤细胞向正常细胞转化。

　　辨证论治是中医治疗疾病的重要原则,中医认为,即使同是大肠癌,同一种病理分型和分期,甚至是同一个人在不同的时候,可能他的症状表现都不一样,那么治疗也就不一样。这个时候就需要辨证论治了。相同的疾病和病理诊断,由于个体差异和病症阶段不同所表现出来的"证"也不同,有的属脾胃气虚,有的则属胃阴不足,还有的属于脾胃湿热等,所以治疗的原则也不同。气虚者补气,阴虚者养阴,湿热的则要以清利湿热为主,这叫"同病异治"。对于各种不同的癌症患者,如果在疾病的某一阶段,出现了相同的"证"型,如化疗后的气血亏虚证,就可用益气养血的法则来治疗,这叫"异病同治",这样可以使患者得到更好的疗效。对于肿瘤的治疗,在扶正祛邪的总原则下可有补气补血、补阴补阳、清热解毒、理气行气、活血化瘀、去湿化痰、软坚散结、以毒攻毒等大的治疗原则。在以上各原则的基础上,根据患者的具体情况,可制订具体的治疗方案,相应用药,以达到治疗肿瘤、缓解症状的目的。

134 中药在癌症治疗中都有哪些作用呢?

中医的正邪学说、辨证论治等理论高度概括了肿瘤的发病机制和病程转归。这对肿瘤的治疗有着重要的指导意义。在我国,应用中医中药治疗恶性肿瘤非常普遍,具有改善患者的症状、提高生存质量及延长生存期等作用,能在一定程度上稳定或缩小肿瘤,配合手术、放疗和化疗,减轻毒副作用,提高远期疗效。对于那些失去手术、放疗机会,而化疗疗效又

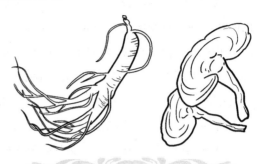

温馨提示

应用中医中药可使多数患者症状改善,食欲增强,并且还可以延长生存时间。

较差的晚期肿瘤患者,特别是由于多种原因而不能耐受化疗、放疗者,中医中药治疗可使多数患者症状改善,食欲增强,并且还可以达到延长生存时间,甚至有的还可以使癌灶得到控制或缩小。

(1)配合手术的中医治疗。大肠癌手术后,患者气血虚弱,脾胃功能受损,应用中药可以恢复体质。为减轻术后的某些副作用,如低热、腹胀、食欲缺乏、大便不畅,及早恢复脾胃功能,可以选择六君子汤或八珍汤加减。常用的药物有党参、白术、茯苓、当归、熟地、白芍、厚朴、枳实、陈皮、甘草、姜半夏等。为恢复肠功能,适用于术后肠功能不良的患者,可用枳实、厚朴、莱菔子、陈皮、党参、当归、炙甘草、制大黄等。为恢复体质,益气养血,可选择党参、炙黄芪、茯苓、白术、熟地、当归、川芎、鸡血藤、炙甘草、陈皮等。

(2)化疗时服中药的好处多多。很多患者之所以害怕化疗,一个主要的原因就是恶心、呕吐。放化疗患者常可出现食欲减退、进食减少,甚至恶心呕吐,严重的一天呕吐十余次,可以说是食入即吐,滴水不进,不但影响化疗的进度和疗效,更加重了患者的不适。中医药调整脾胃,减轻化疗消化道反应具有良好的疗效,代表方剂有香砂六君子汤、连苏饮。常用中药有党参、白术、姜半夏、

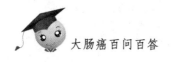

陈皮、茯苓、黄连、苏叶、焦三仙、砂仁等。

（3）白细胞下降时的中药治疗。在用射线和化学药物治疗肿瘤的同时，给机体带来的不良影响之一就是白细胞减少，有时这种影响是很严重的，甚至不得不中断治疗，从而直接影响了治疗效果。许多医生发现，在放疗、化疗的同时采用中医中药治疗，对防治放化疗的副作用、提高疗效和增强机体的抗病能力有一定帮助。一般应用益气养血、健脾补肾的治法。八珍汤是代表的方剂，常用的中药有黄芪、党参、鸡血藤、黄精、菟丝子、当归、枸杞子、女贞子等。

（4）晚期大肠癌中医治疗：那些因为各种原因不愿意做手术和放化疗，或者失去手术、放化疗机会的晚期大肠癌患者，占就诊患者的70%~80%。

135 中医防治化疗及放疗药物毒性反应的方药有哪些？

（1）防治胃肠道反应。化疗药物常产生胃肠道反应，如恶心呕吐、胃纳不振，腹痛、腹泻。常用降逆止呕、健脾和胃的药物，如旋覆花、代赭石、陈皮、姜竹茹、生姜、生白术、党参、山药、乌梅等。亦可用香砂六君子汤、保和丸、山楂丸及平胃散药等。

（2）防治骨髓抑制。经临床及动物实验证明，多种补气养血、滋肾健脾的药物，有提升白细胞及血小板作用，如黄芪、党参、黄精、生地、熟地、女贞子、菟丝子、补骨脂、当归、鸡血藤、龟板胶、枸杞子、五味子、羊蹄根、水牛角、虎杖、升麻、仙鹤草、冬虫草、紫河车等，对化疗引起的骨髓抑制毒性反应也有一定防治作用。能提升红细胞及血色素的药物有太子参、红参、黄芪、当归、熟地、鹿茸、阿胶、紫河车、枸杞子、鸡血藤、补骨脂、巴戟天等。

（3）防治放疗反应。放疗常产生发热、局部疼痛、口干、大便秘结，甚至产生腰肌炎、血尿等，故中医中药常用润燥、清热解毒之品，如金银花、连翘、山豆根、射干、黄连、板蓝根、丹皮、知母、沙参、生地、玄参、麦冬、石斛、花粉、玉竹、女贞子、旱莲草、西洋参等，可取得一定的防治效果。

康复和护理疑问

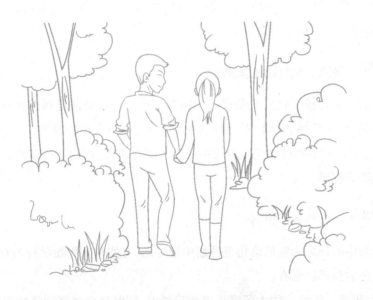

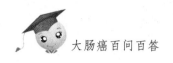

136 什么是大肠癌的三级预防？

(1)一级预防。首先要纠正不良的生活习惯。少吃盐腌食物,不吃霉变食物,少吃烟熏、油炸和烘烤食物,减少致癌物的摄入,不抽烟,多吃新鲜蔬菜水果。对于长期便秘等情况应积极处理。

(2)二级预防。早发现、早诊断、早治疗。加强对大肠癌高危人群的监控,如大肠腺瘤、炎症性肠病及一些家族遗传性综合征。对于有大肠癌家族史者,40岁以上应定期复查。对这些癌前病变者应通过纤维结肠镜进行监测,一经确诊,尽早争取综合治疗,将大肠癌消灭于萌芽状态。

(3)三级预防。对中晚期大肠癌患者加强综合治疗,延长生存时间,对晚期患者要减轻痛苦,提高生存质量。

137 有预防大肠癌的疫苗吗？

目前暂时还没有针对大肠癌的预防性疫苗。肿瘤疫苗是利用肿瘤细胞表面相关抗原,来唤醒人体针对癌症的免疫反应,利用人体自身的力量,进而消灭肿瘤。目前有多种肿瘤相关的疫苗还处于研究阶段,尚缺乏可有效激发免疫系统功能的抗原。

138 大肠癌的预后如何？

大肠癌的预后为常见消化道肿瘤中最好的,可能与其生物学行为有关。影响大肠癌的预后因素有:

(1)年龄。年龄小的大肠癌患者预后较差,同时年轻患者的临床症状不明显,分化较差的黏液腺癌较多。

(2)肿瘤部位。肿瘤部位是Ⅲ/Ⅳ期结直肠癌独立的预后因素,右半结肠癌预后显著差于左半结肠和直肠癌,与治疗手段无关。

(3)肿瘤临床表现。肿瘤直径、肿瘤的浸润固定、外侵均可影响预后。

(4)临床分期。病期晚则预后差。

(5)癌胚抗原(CEA)。在 Dukes 分期 B、C 期患者中,复发的可能性与术前

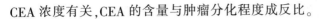

CEA 浓度有关,CEA 的含量与肿瘤分化程度成反比。

(6)肿瘤的倍体和染色体。癌细胞的恶性程度取决于癌细胞 DNA 含量、倍体的构成、增殖及染色体的畸变等不同程度的改变。癌细胞的恶性程度越高预后越差。

139 大肠癌的复发因素有哪些?

复发是指在术后局部或其他部位再次出现了相同类型的肿瘤。引起肿瘤复发的因素有很多:

(1)手术方式不标准。少数医生只注重近期疗效,单纯从创伤角度出发,不恰当地缩小大肠癌根治的手术范围,以致腹腔内残留了少量的肉眼难以发现的癌肿组织或转移淋巴结。患者在术后近期常恢复得很好,但过了一段时期,就会出现癌肿复发。

(2)未进行术后规范的辅助治疗。有的患者思想上抵触术后放化疗,而大量的临床证据表明,正确的术后辅助治疗可有效降低复发风险,延长生存期。

(3)不良生活习惯,特别是一些饮食习惯。很多患者以为"根治手术"后就彻底根治了,再次开始大量饮酒等不良生活方式,结果大肠癌迅速复发。

140 大肠癌是如何转移的?

大肠癌转移主要有以下几种方式。

(1)直接浸润。肿瘤可沿肠壁向上、向下及环周浸润。侵穿肠壁后还会波及邻近的器官和组织。侵及黏膜及黏膜下层时,通常没有淋巴结转移,局部切除即可治愈,5 年生存率可达 85%~100%。侵及肌层、深肌层,但未穿出肠壁,又未发现淋巴结及其他脏器转移者,根治性手术 5 年生存率可达 60%~76%。

(2)种植性播散。由癌细胞脱落所致。脱落分腔内脱落和腔外脱落。腔内脱落的癌细胞虽然很难种植在正常的大肠黏膜上,却易种植在损伤部位及创面,尤其是吻合口。手术后的吻合口复发,很可能就是残存在肠腔内的脱落癌细胞种植引起的。

(3)淋巴道播散。大肠癌一旦侵及肌层,就有淋巴结转移的危险性。所以凡

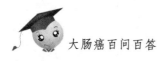

中晚期癌的根治性手术,都应按层次、按区域进行淋巴结清扫,并包括一定范围的肿瘤周围组织。

(4)血道播散。大肠癌最常见的血道播散是癌细胞随门静脉进入肝脏,形成转移性病灶。据报道,大肠癌不能行根治性切除的原因15.4%是肝脏转移。据 Malafosse 报道,Dukes C 期患者中59.6%有远处转移,B 期患者中50.1%有远处转移,A 期患者中14.9%有远处转移。因此,大肠癌的远处转移是影响其治疗效果的重要因素。

141 如何减少大肠癌的复发和转移?

减少大肠癌复发和转移的方法

- 定期复查。
- 注意生活方式,多休息,饮食要丰富多样、清淡富有营养,配合水果蔬菜,戒烟酒,不熬夜,减压力,多锻炼。
- 术后辅助进行中药或中成药治疗。
- 注意心理护理,保持心情舒畅。

142 大肠癌如何进行复查?

建议术后 2 年内,每 3 个月复查 1 次,至少半年做 1 次胸腔、腹盆腔的 CT 或 MRI 检查;第 3 年起,如无危险因素可以每 6 个月复查 1 次,连续 1 年时间;第 4 年开始,可考虑每年检查 1 次。检查项目包括血常规、肝肾功能、胃肠肿瘤标志物检测(CEA、CA199、CA242、CA724、CA125 等),还包括肝脏、双肺的影像学检查。每 6~12 个月进行 1 次肠镜检查。第一次检查中注意保存各项基础资料,以便以后定期复查对比,了解是否有复发或者转移。

143 大肠癌患者的饮食原则有哪些?

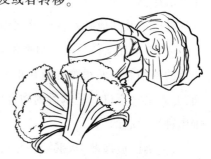

(1)应以新鲜、易消化、富含蛋白质、维生素、矿物质的食物为主。新鲜蔬菜、水果每餐必备。

(2) 多吃具有一定防癌作用的食物,

如菜花、卷心菜、西兰花、芦笋、豆类、菌类等。

(3)选用具有软坚散结作用的食物,如紫菜、淡菜、海带、红豆、萝卜、荠菜、香菇等。但此类食物性滞腻,易伤脾胃,食欲缺乏和发热时要少吃。

(4)不同体质选用不同食物。脾胃虚弱、中气不足者可食用大枣、龙眼肉、生姜、鲜菇等;肝肾阴虚者可食用黑豆、核桃;血虚者可食菠菜、豆制品等。

144 如何"吃",才能预防大肠癌?

建议饮食如下。

少吃的食物

- 避免摄入过多的高糖和高脂肪食物,包括奶油蛋糕、巧克力、油炸食品、甜品、甜饮料等。
- 少吃或不吃富含饱和脂肪酸和胆固醇的食物,如肥肉、动物内脏、鱼子、鱿鱼、墨鱼、蛋黄,以及棕榈油和椰子油等。
- 避免过量饮酒,特别是避免饮用烈性酒。
- 不吃或少吃油炸、油煎、烟熏等加工食品。

多吃的食物

- 新鲜蔬菜、水果、藻类、魔芋、大豆及其制品等。这些食物都富含预防大肠癌的"生力军"——膳食纤维。
- 在保持主食量不变的前提下,适当摄入粗粮,用一部分粗粮替代细粮。推荐的健康饮食结构为:每人每天应该保证摄入蔬菜 300~500g,水果 200~400g,谷类薯类及杂豆 250~400g。

145 怎样合理饮食,才能降低大肠癌的发生?

多吃新鲜水果、蔬菜等含有丰富的糖类及粗纤维的食物。主食中粗粮、杂粮的比例要增多,不宜过于精细。少食高脂肪、高蛋白的食物。改变以肉类及高蛋白食物为主食的习惯,尤其要避免经常进食油炸及烧烤类的肉食。

温馨提示

少吃高脂肪性食物,特别是要控制动物性脂肪的摄入。

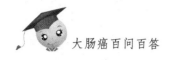

146 哪些植物类食物能降低大肠癌的发生?

①玉米;②地瓜;③麦麸;④牛奶。

147 哪些蔬菜能降低大肠癌的发生?

①萝卜和胡萝卜;②大蒜;③番茄。

148 哪些水果能降低大肠癌的发生?

①猕猴桃;②苹果;③大枣;④山楂;⑤草莓。

149 哪些生活习惯能降低大肠癌的发生?

①喝绿茶;②补充微量元素和矿物质;③常摄入膳食纤维;④补钙;⑤经常晒太阳;⑥戒烟酒。

150 大肠癌患者的饮食有什么禁忌?

中医学认为,在癌症的早、中期,忌食辛温燥热属性的食物,油腻食物也应少吃;在中、晚期主张摄入温补脾胃、益气生血等食物,而性属寒凉的食物应少吃或不吃;对于可能出现肠梗阻的患者,宜进食容易消化、细软的流质食物。

151 性格开朗能降低大肠癌的发生吗?

研究表明,焦虑、抑郁等不良情绪,能抑制 T 淋巴细胞(是免疫系统内最重要的细胞群)的增加,大大增加患癌症的风险。而乐观爽直的人其免疫力成倍提高,癌细胞的生长就会受到抑制。

152 大肠癌患者如何保持良好的心态?

(1)转移心理压力,即心理活动的转移,尽量减少不良因素刺激,引导患者参加琴棋书画等活动,提高生活情趣,参加患者组织的俱乐部,用实例说服患者,增加治疗信心。

(2)消除痛苦心理可以改善生活质量。

(3)建立医患之间的信任,消除患者恐惧不安及焦虑的心情,让患者客观正视病情,树立战胜疾病的信心。

153 为什么体育锻炼能降低大肠癌的发生?

体育锻炼有益健康是众所周知的,能够降低大肠癌的发病率也是确切的。

体育锻炼的益处

- 锻炼身体能增强免疫功能。
- 锻炼身体能增强胃肠功能,增加肠蠕动,预防便秘。
- 在户外阳光下活动,有利于机体合成维生素 D,维生素 D 与钙结合能保护肠黏膜免受致癌物质的侵袭。

154 怎样做好肠造口术前的宣教?

(1) 向患者及其家属讲述造口手术的必要性和重要性。

(2) 讲述造口的类型和相关的造口护理知识。

(3)讲述造口袋的作用及使用方法,体会造口袋的先进性和隐蔽性。

(4)心理疏导。

(5)安排造口者探访,现身说法。

(6)鼓励家属给予支持。

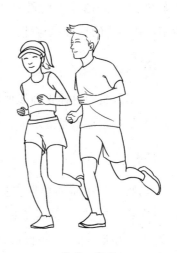

155 如何使用造口袋?

根据患者情况及造口大小选择适宜的造口袋。结肠造口及周围皮肤干燥后,除去肛门袋底盘处的粘纸,对准造口贴紧周围皮肤,袋边的凹槽与底盘扣牢,袋体向下,

温馨提示

使用过的袋子可用中性洗涤剂和清水洗净擦干,晾干备用。

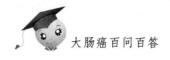

袋尾端反折,并用外夹关闭。也可以选用弹性腰带固定人工肛门袋。当造口袋内容物达到 1/3~1/2 容积时,应及时更换清洗。

156 肠造口患者的饮食注意事项有哪些?

手术后造口患者可能会遇到腹胀、便袋异味、大便过稀或造口阻塞等问题。因此,饮食方面需注意如下几点。

(1)解决腹胀的问题。避免饮用有汽的饮品和奶品类。避免吃洋葱、芦笋、西兰花、花椰菜及豆荚类易产气食品。避免食用煎炸、油腻及全麦类食物。

(2)降低便袋发出的气味。可多吃乳酪、喝红莓汁。

(3)粪便过稀的情况。减少使用调味料,避免饮果汁和西梅汁。可多吃面包、意粉、苹果。

(4)降低造口阻塞的概率。要将食物完全嚼碎才吞下。避免吃高纤维素的蔬菜和水果,如西芹、笋、粟米、菠萝、香肠、腊肠(因肠衣较难消化),以及有较大果仁和多核的瓜果,如石榴、西瓜等。

157 肠造口患者在运动及娱乐方面的注意事项有哪些?

(1)尽量避免身体正面压地的运动,如摔跤,以免造口意外受损。

(2)尽量避免举重等增大腹压的运动,避免造口旁疝的发生。

158 什么是造口护理应注意的问题?

(1)肠造口手术后早期,造口黏膜有些水肿,色泽深红,排泄物多为黏液状,且次数也较多。主要注意造口的黏膜色泽变化,如有缺血坏死需尽早处理;其次,由于黏膜水肿,在更换造口袋或清洁造口时,黏膜易触及出血。

(2)造口术后待拔除胃管后即可少量饮水,待造口排气(人工肛门排气是指有气体从造瘘口排出至造口袋内)后,可逐渐进流食、半流食,1 周后进"稀、烂、软食",2 周左右即可基本改普食。

(3)为了减少造口排出大便的恶臭味,患者宜吃酸奶(可防止大便干燥)、藕粉等食物,避免蛋、蒜、葱、虾等食物,以防止食物消化吸收后产生臭气。

(4)及时清理造口排出物,每天定时敞开造口袋,尽量保持造口周围皮肤的清洁和干燥,预防造口感染,一旦造口出现红肿热痛,要及时前往医院就诊。

159 肠造口的日常生活须知有哪些?

(1)衣着。不要穿紧身衣。

(2)沐浴。最好选用无香精的中性沐浴液。

(3)锻炼和运动。选择力所能及的运动,避免撞击性运动,做好佩戴肠造口保护装置,避免举重以免造成造口旁疝和造口脱垂。

(4)性生活。去除心理负担,事先检查好造口袋的密封性,佩戴迷你型造袋。

(5)社交。多参加造口患者联谊会。

(6)工作。应避免重体力劳动。

(7)旅行。备足造口袋。飞机上的压力变化会增加胃肠气体,宜使用开口或可换的造口袋。携带止泻药和抗生素,注意饮食卫生,不要改变平时的饮食习惯。

(8)随诊。定期复查,及时预防和处理常见的护理、心理问题及并发症等,提高生存质量。

160 怎样做好肠造口出血的预防和护理?

肠造口表面有很多毛细血管,在清洁的过程中,过度用力容易使毛细血管受损,而导致轻微出血的情形。这时应避免刺激造口,用清洁湿纸巾覆盖造口,并用手指轻按片刻,出血便会停止。如造口出血量较多或有活动性出血,需到医院进行处理。因此,清洗造口时一定要小心,轻轻擦拭。

161 肠造口感染怎么预防和护理?

肠造口开放前,造口周围皮肤敷以凡士林油纱条;造口开放后,及时清洁造口分泌物、渗液,保持周围皮肤干燥,更换敷料,避免感染。观察肠造口处肠黏膜的色泽、肠管有无坏死。

162 肠造口狭窄怎么预防和护理?

术后由于瘢痕挛缩,可引起造口狭窄,故应观察患者是否出现腹痛、腹胀、

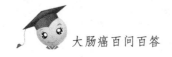

恶心、呕吐,肛门停止排气、排便等肠梗阻的症状。为避免造口狭窄,在造口开放后可以实施扩肛, 扩肛时用戴手套的示指及中指涂液状石蜡, 缓慢插入造口至 2~3 指关节处,置造口内停留 5 分钟。开始每天 1 次,1 周后改为隔天 1 次,造口扩张时,动作要轻柔,手指插入造口不宜过深,以手指通过腹壁全层为宜。

163 肠造口粪便阻塞怎么预防和护理?

由于手术后排便反射尚未建立, 排便功能未完全恢复, 有时粪便不能排出,积累多时可发生粪便阻塞。故术后应观察患者的排便情况。若进食 3~4 天患者仍未排便,应适当调整饮食结构,增加膳食纤维,多饮水,鼓励患者下床活动,促进肠蠕动,必要时适当地进行灌洗和注入油剂。如排便不畅或每次只排出少量粪块,或数日未排便,应及时灌洗,防止发生粪嵌塞。发生粪嵌塞时,不可用剧烈泻药,不应用可待因或吗啡类药物镇痛。如粪嵌塞出现肠梗阻症状,可用温盐水做结肠灌洗,每日 1 次,有时需连续数日,使积存的粪块逐渐排出。同时可口服液状石蜡、豆油或麻仁软胶囊使粪便滑润稀软,易于排出。

164 肠造口过敏性皮炎怎么预防和护理?

给予氧化锌软膏等保护局部皮肤, 做过敏试验评估是否由造口袋等产品引起过敏,选用合适的造口袋并正确使用。通知医师,使用复方醋酸地塞米松乳膏(皮炎平)等抗过敏软膏,局部外搽涂红霉素等抗生素软膏,必要时全身使用抗生素。

165 肠造口肉芽肿怎么预防和护理?

如为缝线或底板摩擦刺激引起, 应找出原因, 较小的可以用硝酸银点灼,3 天点灼 1 次,直至完全消退;较大者需要前往医院进行电灼。粪性皮炎:去除原因,选用合适的造口用品、底板、猪油膏、防漏条填塞平再粘贴造口,要安装正确,粘贴平整无皱褶。裁剪底板不宜大于造口,有渗漏及时更换造口袋。治疗皮肤溃痧:生理盐水清洁、纱布抹干、水胶体敷料或藻酸盐敷料粘贴,最后贴上造口袋。

166 肠造口患者能饮酒吗?

少量饮酒是可以接受的,也有益于身心健康;少量饮用红酒为宜,尽量不饮白酒,而饮用啤酒过多,则可能会引起排气现象及带来排便次数增多。

167 患者行造口术后还能过性生活吗?

过性生活原则上没有问题,但是要注意气味的隔离及提前排放和处理,以免引起双方不快乐。手术后初期,身体及心理未完全康复适应,应给予自己及伴侣多些时间慢慢适应,不要操之过急。

168 造口术后能洗澡和游泳吗?

可以。有了造口并不代表从此就剥夺了洗澡和游泳的乐趣。无论洗澡和游泳都绝对没问题。只要掌握了贴造口袋的技巧,严密贴好造口袋,水分不会流入体内,不用担心。

169 大肠癌患者的亲属如何协助患者康复?

(1)协助患者定期健康检查。特别强调要定期做肠镜检查,一旦发现息肉,应及时去除,以防患于未然。

(2)减轻患者心理压力。应该指出的是,大肠癌患者在接受全面细致的肠镜等检查后若无异常发现,患者及亲属应立即放下沉重的心理包袱。切忌胡乱猜疑,因为情绪紧张和不良的自我暗示可干扰高级神经的正常活动,影响自主神经功能,进而引起胃肠功能紊乱,如肠易激综合征等,降低了生存质量。有些大肠癌患者的亲属得了"恐癌症",整天萎靡不振,情绪消沉。实际上大可不必,为了确保身体健康,预防癌症的发生,应该学会自我调节,经常从事一些轻松愉快的活动,诸如下棋、打球、跳舞、唱歌、旅游、书法等,以良好的心态处理事务。

(3)调整膳食结构。适当降低饮食中脂肪和肉类的比例,多食新鲜蔬菜

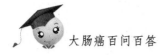

和水果,增加食物中纤维素含量,保持排便通畅,对大肠癌的预防将起到积极作用。

170 出院后大肠癌患者的家庭康复护理应注意哪些事项?

(1)洗澡。当手术的切口缝线已拆除,切口完全愈合后,可以洗澡,造口黏膜与口腔黏膜类似,不怕水,水也不会从造口进入身体内,中性肥皂对其无刺激,盆浴或淋浴都可选择。

(2)衣着。不需要穿特制衣服,只需穿柔软、宽松、富于弹性的服装即可,所用腰带不宜太紧,弹性腰带不应压迫造口,背带裤可使用。

(3)锻炼。每天都要运动,以保持健康的身体,造口患者也不例外。根据术前的爱好与身体的耐受力选择一些力所能及的运动,但要避免剧烈的运动,如打拳、举重等。

(4)工作。造口并不是一种疾病,因此不会影响你的工作。当体力已恢复,便可以工作,但需避免重体力劳动,如举重或提重物。

(5)社交。只要你学会使用造口用品,掌握排便的规律,穿上舒适美观的衣着,可以正常参加会议和进出娱乐场所,都十分自由和毫无拘束。

(6)饮食。结肠造口的患者不需要特殊忌口,只要进行均衡饮食即可。不要一次吃得太多,平时应多吃新鲜蔬菜及水果。啤酒会产生稀便,而碳酸饮料会增加气体的排出,患者应多注意。

(7)旅游。无论乘船、飞机、火车,对造口均不会有影响。

温馨提示

注意:一要带齐造口用品,放在随身行李内,以便随时更换。对更换下来的造口用品要处理好,注意环保。二是旅游以休闲、放松为主,避免过度劳累。